Autismo : Gli Scritti Fondamentali di Hans Asperger

Edizione, Commenti e Traduzione :

Dr. Kevin Rebecchi, PhD

1

Libri in italiano dello stesso autore

(già pubblicati o di prossima pubblicazione):

Bambini autistici - George Frankl

Bambini autistici - Grunya Efimovna Sukhareva

Bambini autistici - Leo Kanner

Bambini autistici - Lorna Wing

Bambini autistici - Hans Asperger

- Chi sono i veri anormali? Tra diversità genetica, variabilità

neurologica e darwinismo sociale

- Educazione nella natura e scuole forestali

- Imparare a leggere e scrivere senza scuola

- Reggio Emilia, una pedagogia innovativa per la prima infanzia

- Montessori, quello che c'è da sapere : Un'analisi degli elementi

essenziali

ISBN : 9798859006557

INDICE

PREFAZIONE 5

I/ INFORMAZIONI GENERALI SU DIAGNOSI E TERAPIA (1982) 19

II/ LA CONVERSAZIONE MEDICA (1982) 25

III/ TERAPIA SUGGESTIVA (1982) 39

IV/ SINDROME PSICHICA BASATA SUL CERVELLO (1982) 49

V/ DIAGNOSI DEI DISTURBI DI PERSONALITÀ NEI BAMBINI (1982) 67

VI/ DISTURBI CEREBRALI MINIMI (1982) 83

VII/ IL BAMBINO PSICOLOGICAMENTE ANORMALE (1938) 103

VIII/ ANTISOCIALITÀ NEI BAMBINI: MENZOGNE, FURTI, FUGHE (1982) 119

IX/ BAMBINI E ANSIA (1982) 137

X/ ECCESSO E DIPENDENZA (1981) 155

XI/ LE DIFFICOLTÀ DEI DOTATI (1982) 173

XII/ SULLA DIAGNOSI DIFFERENZIALE DELL'AUTISMO (1968) 183

XIII/ COSA LA PEDAGOGIA PUÒ APPRENDERE DALLA MEDICINA (1980) 197

XIV/ AUTISMO DI KANNER (1982) 215

3

XV/ AUTISMO DI ASPERGER (1982)..223

POSTFAZIONE..237

PREFAZIONE

Una breve biografia

Il Professor Hans Asperger è nato a Vienna, in Austria, nel 1906, dove ha frequentato la scuola. Ha fatto parte di un movimento di giovani cattolici (Bung Neuland), impegnati in escursioni all'aperto ed escursioni in montagna. Ha studiato presso l'Università di Vienna, conseguendo il suo dottorato nel 1931. Ha iniziato a lavorare presso la Clinica per Bambini dell'Università di Vienna, diventando in seguito direttore della stazione di educazione terapeutica all'interno della stessa clinica nel 1935. Nel 1935 ha sposato Hanna Kalmon e hanno avuto cinque figli. Durante questo periodo, ha intrapreso il suo lavoro con bambini autistici, un termine che è comparso in una corrispondenza privata del 1934 conservata dalla sua figlia (Feinstein, 2010), e successivamente in un articolo del 1938, la cui versione tradotta è inclusa in questo libro, così come nella sua tesi di post-dottorato del 1943, pubblicata nel 1944 (vedi Rebecchi, 2023, per una versione recente tradotta e annotata). Ha poi prestato servizio come medico militare in Croazia ed è tornato a lavorare presso la Clinica per Bambini dell'Università di Vienna nel 1945.

Dopo aver trascorso cinque anni tra il 1957 e il 1962 come direttore della clinica pediatrica presso l'Università di Innsbruck, è diventato direttore della clinica pediatrica presso l'Università di Vienna dal 1962 al 1977. È diventato membro dell'Accademia Nazionale delle Scienze nel 1967, ha ricevuto una laurea honoris causa presso la Clinica Universitaria di Monaco nel 1972 e si è ritirato dalla pratica clinica nel

1977. Ha continuato a tenere conferenze, scrivere articoli ed è scomparso nel 1980.

La controversia

Nell'articolo di Czech (2018) dal titolo "Hans Asperger, il Nazionalsocialismo e l'igiene razziale nella Vienna dell'era nazista," l'autore sostiene che Hans Asperger non fosse un accanito oppositore del Nazionalsocialismo, contrariamente alle convinzioni radicate da tempo. Basandosi su pubblicazioni contemporanee e documenti d'archivio, Czech suggerisce che Asperger si adattò al regime nazista, affiliandosi a organizzazioni legate al Partito Nazionalsocialista dei Lavoratori Tedeschi (ma non al Partito Nazista stesso), sostenendo pubblicamente politiche volte a promuovere la "purezza razziale," comprese sterilizzazioni forzate, e partecipando attivamente al programma di eutanasia infantile. Czech sostiene che l'immagine di Asperger come coraggioso difensore dei suoi pazienti contro le misure di eutanasia nazista e altre politiche di purezza razziale non regge di fronte alle prove storiche.

Nel suo libro "I Bambini di Asperger: Le Origini dell'Autismo nella Vienna Nazista" (Sheffer, 2018), Sheffer analizza la relazione tra autismo e regime nazista. Secondo lei, Hans Asperger, oltre a essere coinvolto nelle politiche razziali del Terzo Reich di Hitler, potrebbe essere stato implicato anche in crimini contro i bambini. Sostiene che Asperger e i suoi collaboratori cercarono di trasformare alcuni bambini "autistici" in cittadini produttivi, mentre altri vennero inviati ad Am Spiegelgrund, uno dei centri di eutanasia infantile più letali del Reich. Suggerisce che il lavoro di Hans Asperger fosse radicato nelle ideologie di purezza razziale del Nazionalsocialismo e stabilisce collegamenti con il presente, dove comportamenti atipici sono ancora considerati patologici e le "abilità sociali" sono considerate essenziali nel trattamento psichiatrico dell'infanzia.

Tuttavia, nel suo articolo "Non complice: Una Rivisitazione della Carriera di Hans Asperger nella Vienna dell'era nazista" (Falk, 2020), Falk confuta le accuse contro Hans Asperger, affermando che è altamente improbabile che Asperger fosse a conoscenza del programma T4 (un programma di eutanasia nazista per individui disabili fisici e mentali) quando inviava i pazienti ad Am Spiegelgrund. Falk suggerisce che dal 1938 al 1943, Asperger fece strenuamente campagna per la sua specializzazione, l'educazione terapeutica, affinché prevalesse nella diagnosi e nel trattamento dei bambini disabili rispetto ad altre aree che promuovevano politiche naziste di igiene razziale. Falk afferma anche che Asperger non denigrò i suoi pazienti, non fu sessista e le sue ricerche e scoperte lo posizionarono come pioniere nel campo dell'autismo.

Inoltre, Tatzer et al. (2022) hanno esaminato le accuse contro Hans Asperger riguardo al suo coinvolgimento nell'iniziativa di eutanasia infantile nazista. Dopo aver analizzato documenti primari e trascrizioni relative alle raccomandazioni di Asperger al centro per bambini di Am Spiegelgrund a Vienna, noto per l'uccisione di bambini disabili, la loro ricerca ha indicato che Asperger raccomandò 13 bambini ad Am Spiegelgrund e, sebbene due ragazze morirono, le raccomandazioni furono fatte prima che il programma di eutanasia fosse ampiamente noto. Indicano che la loro indagine non fornisce prove che Asperger fosse a conoscenza del programma di eutanasia quando fece le sue raccomandazioni, ad eccezione di una morte probabilmente dovuta all'eutanasia. Pertanto, il loro studio conclude che non vi è indicazione che Asperger abbia partecipato deliberatamente al programma di eutanasia quando raccomandava i due pazienti deceduti ad Am Spiegelgrund.

Inoltre, Heijder (2021) osserva che le affermazioni di Sheffer nel suo libro sono controverse e ne viene dibattuta l'accuratezza. Fa notare, ad esempio, che Sheffer evidenzia che il termine "Intelligenzautomaten" può essere tradotto come "automi intelligenti" e suggerirebbe una visione disumanizzante dell'autismo, dove gli individui autistici sarebbero privi di valore sociale e capacità di apprendimento. Heijder sostiene che Sheffer ha decontestualizzato le affermazioni di Hans Asperger e la sua analisi rivela che l'uso del termine "Intelligenzautomaten" da parte di Asperger non si riferisce esclusivamente a bambini intellettualmente deficitari ma comprende tutti i bambini autistici. Sottolinea inoltre che Hans Asperger si è concentrato principalmente sulle difficoltà che i bambini autistici incontravano nell'acquisire abitudini sociali e nell'apprendere dagli adulti, piuttosto che sul loro valore sociale. Heijder suggerisce che Sheffer abbia fatto un'associazione irrilevante tra le discussioni di Hans Asperger sui bambini incapaci di imparare dagli adulti e di seguire solo le proprie idee e metodi, e l'etichetta nazista di "non educabile." Inoltre, secondo Heijder, Sheffer ha fatto un'altra associazione irrilevante tra ciò che Asperger definiva "casi meno favorevoli" (individui autistici intellettualmente deficienti) e i bambini più gravemente disabili in generale. Afferma che le descrizioni di casi diversi nei lavori di Asperger illustrano questi punti. Pertanto, mette in discussione le interpretazioni di Sheffer, indicando che essa distorce le affermazioni di Asperger e prende frasi fuori contesto per sostenere le sue tesi.

Infine, Fangerau (2020) ha esplorato le controversie tra ricostruzione storica e memoria personale riguardo al Nazionalsocialismo, sottolineando l'importanza di una cultura del dibattito che riconosca le differenze tra testimonianze personali e ricostruzioni storiche senza contrapporle l'una all'altra. Secondo Fangerau, stabilire chi fosse nazista o coinvolto nel regime nazista è estremamente complesso, la categorizzazione degli individui come partecipanti attivi o passivi è difficile e stabilire responsabilità è complicato. Fangerau sottolinea la necessità di ampliare la prospettiva al di là di alcuni autori chiave identificabili e di considerare tutti coloro che hanno sostenuto o contribuito alla dittatura in vari modi al fine di capire come individui descritti come colti, rispettati ed umani dai loro contemporanei prima o dopo l'era nazista potessero partecipare alle politiche del regime e rafforzarle. Ciò condurrebbe a una migliore comprensione delle tensioni biografiche inesplicabili e persistenti. Fangerau fa notare che le tensioni che circondano Hans Asperger riguardano la valutazione delle fonti riguardo al suo coinvolgimento o non coinvolgimento nella selezione e nell'eutanasia dei bambini da parte dei nazisti e la valutazione della sua posizione ideologica nei confronti delle posizioni naziste. Secondo Fangerau, la distinzione tra prove e indicazioni porta a interpretazioni divergenti che portano a opinioni contrastanti sulla sua colpevolezza. Sottolinea che le domande morali emergono da una prospettiva contemporanea e mette in guardia dal proiettare valori attuali su figure storiche, sottolineando la necessità di concentrarsi sulla comprensione del contesto storico e dei fattori che hanno influenzato i pensieri e le azioni di Asperger nell'ambito della storia medica durante l'era nazista.

Cosa hanno da dire coloro che lo hanno conosciuto?

Gillberg (2023) riporta una conversazione che ha avuto con la figlia di Hans Asperger, in cui avrebbe menzionato che la loro famiglia è stata visitata più volte dalla Gestapo perché suo padre non era membro del Partito Nazista. Ha descritto suo padre come riservato, goffo e con un forte interesse per il linguaggio, elementi associati alla personalità autistica che lui stesso ha descritto (vedi Lyons & Fitzgerald, 2007 per una discussione su questo argomento).

Il Professor Heinz Rothbutcher (1981) ha osservato che il Professor Hans Asperger ha enfatizzato la necessità di trovare costantemente il giusto equilibrio, condizionato dagli sviluppi interni ed esterni, e lo ha citato a riguardo:

"Colui che si conosce, che si posiziona in modo critico e responsabile, farà anche ciò che è giusto; e chi mantiene la misura, che non la supera, vive in pace con se stesso e con la comunità."

Franz Wurst (1982), un pediatra austriaco che ha studiato sotto Hans Asperger, disse di lui che non si limitava a ripetere opinioni dogmatiche o a utilizzare formule e soluzioni preconfezionate, ma si sforzava piuttosto di tener conto seriamente e creativamente dei fatti mutevoli. Wurst riferì che Asperger aveva un profondo rispetto per ogni individuo, possedeva una memoria eccellente e un interesse innato per la letteratura, che gli consentiva di utilizzare un vocabolario differenziato con precisione. Wurst notò che impegnarsi in discussioni con lui era sia un piacere intellettuale che emotivo, e che Asperger considerava l'approccio pedagogico come fondamentale e complementare all'approccio medico. Pertanto, Hans Asperger affermò di credere che un "approccio esclusivamente medico al trattamento dei bambini (...) possa essere efficace solo fino a un certo punto" e che

> *"Solo i metodi pedagogici nel senso più ampio del termine possono davvero migliorare le persone, o più precisamente, possono individuare le migliori alternative di sviluppo disponibili per un bambino e consentirgli di svilupparsi in quella direzione."* (Asperger, 1950, p. 105, citado da Asperger Felder, 2000)

Infine, sua figlia osserva che nella sua tesi post-dottorato, a differenza di altre pubblicazioni dell'epoca, c'erano pochi riferimenti allo spirito dell'epoca, ai concetti di igiene razziale ed eugenetica, e riporta dichiarazioni fatte dal padre in un'intervista del 1974:

> *"L'era nazista giunse e mi era chiaro, sulla base della mia vita precedente, che potevo allinearmi con molte cose "nazionali", tra virgolette, ma non con l'inaridirsi dell'umanità. Nell'educazione terapeutica, ci occupiamo approfonditamente dei bambini disturbati, di quelli con disabilità mentali. Non c'è altra strada se non riconoscere il loro valore e amarli. Qual è il loro valore? Qual è il valore? Fanno parte di una popolazione, indispensabile per determinati compiti, ma anche per l'etica di un paese, poiché ci insegnano cosa un essere umano deve all'altro. È completamente disumano, come si manifesta in conseguenze spaventose, definire il concetto di "vita senza valore" e trarne conclusioni. E poiché non sono mai stato incline a trarre quelle conclusioni, cioè a denunciare gli individui con*

disabilità mentali alle autorità sanitarie, come ci era stato chiesto di fare, ciò ha creato una situazione piuttosto pericolosa per me. Devo rendere un omaggio speciale al mio professor Hamburger, che, pur essendo un convinto nazionalsocialista, mi ha salvato due volte dalle mani della Gestapo con un forte impegno personale. Sapeva quali erano le mie convinzioni. Mi ha protetto con tutte le sue forze e gliene sono molto grato."
(Asperger, 1974, citado da Asperger Felder, 2008)

Infine, Asperger scrisse (e puoi trovare questo passaggio nel Capitolo X sulle difficoltà dei dotati) che:

"Dobbiamo contrastare con forza coloro che usano troppo facilmente il termine 'inferiore'. I periodi recenti dovrebbero averci insegnato le conseguenze profondamente disumane, persino mortali, a cui ciò inevitabilmente porta: il termine 'indegno di vivere' non è poi così lontano! Eppure, gli individui che adottarono tale atteggiamento erano completamente ciechi al fatto che loro stessi, considerandosi razzialmente e caratterialmente di alto valore, erano individui profondamente anormali, segnati dalla loro ideologia fredda e irrealistica e da alcune altre caratteristiche 'psicopatiche', escludendosi così dal cerchio dell'umanità. Uno degli uomini più potenti di quel tempo parlava di 'bestie dell'intelligenza' - stava forse deridendosi da solo?".

Conclusione

Personalmente, condivido la visione di Fangerau; trovo estremamente pericoloso, assurdo e irrilevante giudicare il passato - specialmente quando coinvolge mere interpretazioni - attraverso la lente dei valori attuali. Trovo ancor più discutibile che questa attenzione si concentri su un individuo su un argomento carico di implicazioni sociali piuttosto che sull'intera popolazione di un'epoca particolare (perché Hans Asperger, che non era nemmeno membro del Partito Nazionalsocialista dei Lavoratori Tedeschi, mentre molti altri scienziati, intellettuali o artigiani lo erano, eppure non si dice nulla su di loro?). Perché tutte le altre marche, aziende e personalità che hanno collaborato con i nazisti e hanno fonti chiare non vengono trattate allo stesso modo (ad esempio, Hugo Boss, Volkswagen o Maria Montessori)? Perché questo approccio non è applicato anche alle usanze e alle pratiche dell'antica Grecia?

Lavoro su questo argomento da diversi anni e ho letto numerosi libri e articoli in diverse lingue (anche se non li cito necessariamente tutti). Per me, le descrizioni di Asperger sono un must per comprendere e mettere in discussione il concetto di autismo, così come quello della neurodiversità. Alcune persone potrebbero scegliere di non utilizzare il nome "Asperger" se si sentono a disagio. Tuttavia, da una prospettiva scientifica, sociale e culturale, sarebbe davvero dannoso cancellare tutte queste descrizioni e lavori come se non fossero mai esistiti. Pertanto, incoraggio tutti coloro che sono interessati all'argomento, che sia direttamente, indirettamente o per niente, ad esercitare il pensiero critico, a leggere scritti contraddittori e a non trascurare questi testi, poiché c'è il rischio di ottenere una visione incompleta e limitata dell'argomento.

I testi in questo lavoro non riguardano tutti direttamente l'autismo, ma i lettori possono trovare informazioni che gettano luce sulla posizione e sull'approccio di Hans Asperger in modo trasversale. Tuttavia, ciò non significa che tutto sia importante, interessante o rilevante, né che si debba voltare lo sguardo nell'altra direzione. Nei capitoli II e III di questo lavoro, ad esempio (ma non esclusivamente), Hans Asperger discute di psicosi, nevrosi, test proiettivi, il fenomeno del transfert, la repressione, l'Es e l'Io, l'approccio integrativo, l'inconscio, la psicologia delle profondità... i lettori sensibilizzati riconosceranno questo come psicoanalisi, con basi epistemologiche altamente discutibili. Ecco perché ho scelto di incorporarla, consentendo un equilibrio tra riverenza e disprezzo, ragione ed emozione.

I testi in questo lavoro coprono vari argomenti. Inizialmente, ho deciso di iniziare il libro con generalità sulla diagnosi e le basi del discorso medico (capitoli I e II) in modo che i lettori possano comprendere l'approccio di Hans Asperger e la sua visione ancorata in modo profondo all'educazione. Successivamente, ho incluso cinque capitoli più orientati verso la psicopatologia, con l'ultimo che si concentra sulle descrizioni dell'autismo del 1938 (capitolo VII). Ho proseguito con capitoli sull'ansia infantile (capitolo IX), sulle dipendenze (capitolo X), sulle bugie dei bambini, i furti e le fughe (capitolo VIII), seguiti dall'evidenziare le sfide affrontate dagli individui dotati e le loro differenze dagli individui autistici (capitolo XI). Infine, il capitolo XII affronta la diagnosi differenziale dell'autismo (ad esempio, con sordità o disabilità intellettive), il capitolo XIII evidenzia l'attaccamento di Hans Asperger all'approccio educativo, e gli ultimi due capitoli approfondiscono l'autismo di Kanner e l'autismo di Asperger, che, a mio avviso, sono i più significativi in questo lavoro. Il testo finale di Hans Asperger sull'autismo getta luce particolare sull'evoluzione della sua prospettiva tra la sua tesi post-dottorato del

14

1943 e la sua morte nel 1980, mettendo in discussione la rilevanza dell'uso del termine "disabilità" per descrivere queste peculiarità. Come ha notato nel 1944 e nel 1938, contrariamente all'osservazione di Kanner sulla rarità dell'autismo, "Se si impara a prestare attenzione alle espressioni caratteristiche della persona autistica, questo disturbo psicopatico, specialmente in forma lieve, non è affatto raro, nemmeno nei bambini," e "tutto ciò che si discosta dall'ordinario, quindi 'anormale', non deve necessariamente essere 'inferiore' come risultato."

Vorrei anche sottolineare (il che può essere facilmente corroborato sulla base delle descrizioni di chi gli era vicino, simili all'analisi di Lyons & Fitzgerald, 2007) che credo che Hans Asperger fosse sinceramente preoccupato per ciò che descriveva. Altrimenti, non avrebbe potuto trasmettere tutte queste caratteristiche con tale chiarezza e precisione. Pertanto, concluderò con questa frase estratta dalla sua tesi post-dottorato del 1944: "hanno un senso particolarmente acuto per l'anormalità degli altri bambini; infatti, per quanto possano essere anormali loro stessi, sono positivamente ipersensibili ad essa."

Nota Bene 1

È importante tenere presente che si tratta principalmente di testi medici e storici e, pertanto, vengono utilizzati termini come "soffre di," "affetto da," "debole," "stupido," "normale," "anormale," "ritardato," ecc. Ho scelto di non modificare questi termini e incoraggio i lettori a distaccarsi dalla formulazione e a concentrarsi sulle idee.

Nota Bene 2

I lettori noteranno che l'autore utilizza la terza persona

singolare per riferirsi a se stesso in diverse occasioni. Questo potrebbe essere dovuto a peculiarità linguistiche germaniche e/o all'aggiunta postuma di elementi ai suoi scritti.

Riferimenti

Asperger, H. (1950). Die medizinischen Grundlagen der Heilpädagogik. Mtschr. f. Kinderhk. Band 99, Heft 3, S. 105-107

Asperger, H. (1974). Radiosendung: Geschichte und Geschichten, Transkript: Eva Skripsky, Matthias Huber; Archiv Maria Asperger Felder.

Asperger Felder, M. (2000). Foreword. In A. Klin, F. R. Volkmar, & S. S. Sparrow. Asperger Syndrome. The Guilford Press.

Asperger Felder, M. (2000). "Zum Sehen geboren, zum Schauen bestellt", Hans Asperger (1906-1980: Leben und Werk). In R. Castell. Hundert Jahre Kinder- und Jugendpsychiatrie. V&R unipress.

Czech H. (2018). Hans Asperger, National Socialism, and "race hygiene" in Nazi-era Vienna. *Molecular autism, 9*, 29. https://doi.org/10.1186/s13229-018-0208-6

Falk, D. (2020). Non-complicit: Revisiting Hans Asperger's Career in Nazi-era Vienna. *Journal of autism and developmental disorders, 50*(7), 2573–2584. https://doi.org/10.1007/s10803-019-03981-7

Feinstein, A. (2010). A History of Autism: Conversations with the Pioneers. Wiley–Blackwell.

Gillberg, C. (2023). Hans Asperger: True or not? *Acta Paediatrica*. https://doi.org/10.1111/apa.16697

Fangerau, H. (2020). Hans Asperger und der Nationalsozialismus: zwischen historischer Rekonstruktion und persönlicher Erinnerung. *Monatsschrift Kinderheilkunde, 168*(S3), 223–226. https://doi.org/10.1007/s00112-020-00952-6

Heijder, W. (2021). *A response to the book Asperger's Children by Edith Sheffer | University of Gothenburg.* https://www.gu.se/en/gnc/a-response-to-the-book-aspergers-children-by-edith-sheffer

Lyons, V., & Fitzgerald, M. (2007). Did Hans Asperger (1906–1980) have Asperger Syndrome? *Journal of Autism and Developmental Disorders, 37*(10), 2020–2021. https://doi.org/10.1007/s10803-007-0382-4

Rebecchi, K. (2023). Bambini autistici - Hans Asperger. Kindle Direct Publishing.

Rothbutcher, H. (1981). Foreword. In, H. Asperger & H. Rothbutcher. Das Rechte Mass. Selbstverlag der Internationalen Pädagogischen Werktagung.

Sheffer, E. (2018). Asperger's Children: The Origins of Autism in Nazi Vienna. W. W. Norton & Company.

Tatzer, E., Maleczek, W., & Waldhauser, F. (2022). An assessment of what Hans Asperger knew about child euthanasia in Vienna during the Nazi occupation. *Acta Paediatrica*. https://doi.org/10.1111/apa.16571

Wurst, F. (1982). Foreword. In, H. Asperger & H. Rothbutcher. Mit Konflikten Umgehen. Selbstverlag der Internationalen Pädagogischen Werktagung.

Further information :

La Gazette de l'autiste. (2023). Qui est Hans Asperger ? https://www.lagazettedelautiste.com/qui-est-hans-asperger

Silberman, S. (2015). NeuroTribes: The Legacy of Autism and the Future of Neurodiversity. Avery Publishing.

I/ INFORMAZIONI GENERALI SU DIAGNOSI E TERAPIA (1982)

Chi è il destinatario di questo libro? Innanzitutto, è rivolto ai pediatri che lavorano in cliniche e studi privati, la cui figura professionale è notevolmente evoluta, a nostro avviso, negli ultimi decenni. Il pediatra dello studio privato non è più principalmente l'assistente nei disturbi dell'alimentazione infantile e nelle malattie infettive dell'infanzia; questi problemi possono considerarsi risolti. Inoltre, il calo catastrofico delle nascite, che minaccia l'esistenza dei popoli dell'Europa centrale, mette particolarmente in pericolo la professione di pediatra. Oggi, i pediatri si confrontano con compiti marcatamente diversi: sempre più spesso i bambini incontrano difficoltà nella loro educazione e manifestano disturbi comportamentali che arrivano fino a vere e proprie nevrosi. Siamo convinti che ciò sia in egual misura conseguenza della società abbiente e lussuosa e della sua ostilità nei confronti dei bambini, ostilità che prima era scarsamente presente. È infatti un fatto che i bambini vengono spesso respinti e trattati con incomprensione, anche se ciò viene negato con discorsi eloquenti.

La situazione è simile per il medico di medicina generale che tratta i bambini nel proprio studio: questo libro li riguarda anche. Le diverse immagini cliniche osservate dal pediatra danno origine a nuovi importanti obblighi per loro, che dovrebbero essere veri "difensori della vita" (Romano Guardini). Devono imparare a riconoscere i disturbi nervosi e psicologici nei bambini, idealmente per prevenirli - il che sarebbe il più benefico - e per trattarli con i metodi che si dimostrano più efficaci in ciascun caso. Spesso si lamenta che le moderne scuole di medicina non insegnino adeguatamente tali cose ai loro studenti - sono affascinati dai successi della medicina tecnologica e iperspecializzata; hanno perso di vista l'intero bambino, non padroneggiano la "scuola dell'osservazione" e quindi non possono insegnarla. Non sono pronti ad esaminare la storia vissuta del bambino e a comprenderne il comportamento.

Tuttavia, riteniamo che questo libro possa essere utile anche per altre professioni responsabili della valutazione dei bambini: psicologi (soprattutto quelli che lavorano in istituzioni cliniche), assistenti sociali che spesso svolgono un ruolo decisivo nel destino dei bambini difficili, ma possono farlo solo con conoscenze precise di questi bambini, così come insegnanti, educatori d'asilo e operatori. Oggi va di moda considerare l'educazione da un'ideologia e opporla violentemente l'una all'altra. Noi riteniamo che il risultato pratico di questi sforzi sia debole e crediamo, al contrario, che dovremmo seguire la natura come maestra dell'educazione, naturalmente la natura a cui appartengono sia la dimensione fisica che quella psichica del bambino. Pertanto, questo lavoro tratterà delle realtà naturali, ma come si riconoscono?

Secondo noi, durante l'osservazione, non bisogna orientarsi verso norme statistiche, valori medi, ma affinare lo sguardo su ciò che "spicca", su ciò che è "diverso dall'aspettativa". Ecco un esempio: l'impressione che fa un bambino è diversa da quella che corrisponderebbe alla sua età anagrafica: proporzioni, dimensioni grandi e piccole, come la forma del viso, la dentatura, il contatto, la modalità di lavoro e altri comportamenti, sembrano tutti infantili. Se si segue questa impressione, sia con misurazioni precise, domande mirate e test specifici, se si riconosce, ad esempio, una maturazione ritardata (qualunque ne sia la causa), questo può portare al cuore dei problemi di questo bambino. Così, il nostro approccio parte dal notevole, dall'inaspettato, dallo specifico, persino dal patologico. Questo approccio è da tempo legittimo in medicina: la patologia ha sempre illuminato la fisiologia, poiché la malattia è più facile da comprendere rispetto al tessuto molto più complesso del "normale", dove le forze in azione rimangono in equilibrio dinamico e quindi sono invisibili nella loro efficacia; la malattia è infatti una semplificazione patologica del normale. Tuttavia, è difficile per lo psicologo e soprattutto per l'educatore seguire questa strada, poiché entrambi sono stati troppo istruiti nel concetto di norme.

Questo lavoro si propone di dimostrare che questo approccio può essere fruttuoso anche per l'educatore, affinando l'attenzione su ciò che spicca e imparando dalla psicopatologia infantile.

Il titolo di questo libro contiene il termine "heilpädagogik" (pedagogia curativa). È apparso per la prima volta in Austria a metà del XIX secolo nell'opera di Georgens, un insegnante originario della Germania che lavorava in una casa vicino a Vienna. Sulla base della sua esperienza, sentì la necessità di studiare anche medicina e di lavorare sia come medico che come insegnante nel campo del "lavoro con i disabili", come diremmo oggi. La necessità di integrare aspetti medici ed educativi appare qui, a nostro avviso, quasi simbolicamente. Questo è rimasto vero in Austria fino ad oggi: a differenza di altri paesi di lingua tedesca, l'heilpädagogik qui comprende sia il pensiero e l'azione medica e biologica sia le questioni psicologiche e l'azione educativa. La necessità di non guardarsi reciprocamente con sospetto, in competizione, in isolamento, ma di imparare l'uno dall'altro, ciascuno imparando da tutti gli altri, è persistita nonostante tutti i progressi nelle conoscenze e nei metodi specifici di ciascuna professione, e deve continuare così per il bene dei bambini affidati a noi.

Forse ciò che è espresso nella prima parte della parola composta "heil-pädagogik" si realizzerà: le misure pedagogiche possono davvero guarire? La parola potrebbe sembrare presuntuosa a alcuni, al punto che vogliono abbandonare completamente questo termine. Ma crediamo che se l'heilpädagoge, come lo intendiamo noi, utilizza i mezzi a sua disposizione, può veramente avere un effetto curativo, proprio come un trattamento medico o psicoterapeutico in un campo corrispondente. Non bisogna dimenticare che lavorano con bambini che, nonostante i loro disturbi, possono sviluppare capacità che migliorano significativamente il loro handicap, o addirittura produrre compensazioni e sovra-compensazioni. Il tempo, con la sua pazienza unita alla determinazione, è un potente alleato! Come questo può essere realizzato dovrebbe essere il contenuto di questo lavoro.

Il titolo "Psicoterapia e Heilpädagogik dell'Infanzia Precoce" richiede una distinzione tra questi due termini. Gli obiettivi certamente non si contraddicono: entrambi mirano ad aiutare e promuovere lo sviluppo dei bambini affetti da disturbi nervosi e psicologici.

Tuttavia, ci sono differenze tra i metodi. La psicoterapia moderna ha sviluppato una serie di nuovi trattamenti oltre a quelli antichi e classici, che vengono descritti in questo lavoro. L'heilpädagogik, quando incorpora il pensiero medico e biologico (ad

22

esempio, la conoscenza dei movimenti normali e patologici e le terapie risultanti per i bambini con paralisi cerebrale, problemi sensoriali o disturbi dell'apprendimento), ha trovato anche diversi metodi specifici molto efficaci. È certo che i bambini trarranno il massimo beneficio quando i due approcci, quello della psichiatria e della pediatria ("neuropediatria") da un lato, e quello della pedagogia dall'altro, collaborano in modo efficace.

II/ LA CONVERSAZIONE MEDICA (1982)

La conversazione con il bambino riveste un'importanza diagnostica e terapeutica significativa. Permette di formarsi un'idea della personalità del bambino e di avere un'influenza decisiva su di lui, posizionandosi come guida e supporto al suo fianco. È importante chiarire fin dall'inizio che una conversazione differisce fondamentalmente da un test psicologico: in quest'ultimo, devono essere presentate richieste standardizzate a ciascun bambino, utilizzando lo stesso materiale, le stesse parole, entro un intervallo di tempo definito, affinché i risultati possano essere confrontati (è opportuno notare che esiste una certa debolezza nei metodi di test, in particolare nei test di intelligenza, che non riescono a individualizzare sufficientemente, fornendo solo una misura quantitativa nonostante i tentativi di differenziazione basata su vari sotto-punteggi, come tra le parti "verbali" e "di performance" del "Test di Hamburg-Wechsler").

Tuttavia, la conversazione medica, per adempiere alla sua funzione, deve essere condotta in modo molto diverso. Non dovrebbe essere standardizzata in alcun modo (ad esempio, utilizzando un formato di questionario seguito rigorosamente). I suoi risultati sono generati solo attraverso la comunicazione tra la persona unica del medico e quella del bambino.

Sviluppo del contatto

E' opportuno descrivere qui come si sviluppa sistematicamente il contatto, soprattutto il contatto verbale, nei bambini. Il neonato, "senza corteccia", e il lattante nei primi mesi di vita non possiedono ancora la capacità di comprendere il linguaggio e di produrlo. Tuttavia, fin dall'inizio, il bambino giovane è capace, attraverso il suo istinto innato, di percepire le espressioni degli altri e di farsi capire attraverso manifestazioni espressive univoche: attraverso la mimica, il suo sguardo, che diventa rapidamente più differenziato e ricco di possibilità comunicative, attraverso le vocalizzazioni come pianti espressi in modi vari, e poi, a metà del periodo infantile, attraverso il suo balbettio sperimentale che diventa progressivamente più espressivo. Allo stesso modo, anche il bambino molto piccolo è capace di "capire" ciò che gli viene offerto in termini di umanità: le carezze e gli abbracci affettuosi della madre, i suoi sussurri e le canzoni, ben prima di comprendere i significati delle parole. Lo sguardo e il sorriso del bambino sono i primi segni di un'intenzione di interagire con gli altri, specialmente con la madre, con cui il bambino forma una "diade", un'unità (René Spitz) durante i primi mesi. Alla fine del primo anno, si verifica una tappa dello sviluppo che eleva il bambino ben oltre gli altri mammiferi: il linguaggio diventa intelligibile per lui e lui è capace di produrre il linguaggio stesso; si apre il regno della mente, con il linguaggio come suo abito.

Tuttavia, non deve essere dimenticato che la capacità appena acquisita di interagire con il mondo verbalmente non cancella le possibilità "vecchie" di relazionarsi all'ambiente, in particolare all'ambiente umano, da una prospettiva filogenetica e ontogenetica, ma piuttosto le "integra" con le nuove (ciò che era prima rimane "intatto"). Comprendere e produrre queste manifestazioni espressive rimane essenziale per esprimere il consenso o il rifiuto, i comandi e l'obbedienza (cosa che la psicologia intellettuale, che segue solo il senso delle parole, ha trascurato per molto tempo). Riteniamo che queste considerazioni presentate costituiscano una base importante per la stessa questione della conversazione medica.

L'individuo esperto si rende rapidamente conto della capacità e della volontà del bambino di interagire: come entra e si colloca nello spazio, come guarda gli adulti con ansia o fiducia, come risponde alle domande. Durante lo sviluppo normale, il bambino ha sviluppato un comportamento di contatto verbale altamente differenziato, che comprende il contatto con l'esterno e il familiare, la simpatia o l'antipatia (che coinvolgono chiaramente la valutazione dell'interlocutore), la superiorità o l'inferiorità, il rispetto o la resistenza ostinata, in breve, si esprime una ricca gamma di relazioni.

Disturbi del contatto: autismo

Questi disturbi del contatto sono abbastanza distinti - e hanno una rilevanza diagnostica significativa - dal comportamento normale nel dialogo con i bambini, e devono essere identificati dal medico esperto e integrati nel profilo di personalità del bambino. H. Asperger ha ampiamente descritto le peculiarità del contatto conversazionale con i bambini autistici, questo ritiro auto-referenziale (autos), la mancanza di comprensione o il rifiuto del contatto con gli altri, manifestato chiaramente evitando il contatto visivo e guardando altrove, così come attraverso idiosincrasie nell'intonazione, specialmente nella scelta delle parole e nella struttura delle frasi (nei bambini autistici dotati di intelligenza, esiste una precoce affinità con la grammatica e con il linguaggio come strumento di astrazione). È cruciale notare che, nei bambini autistici, il linguaggio non è tanto un mezzo di contatto, una "risposta" (che magnifica espressione nella lingua tedesca!), ma piuttosto un "linguaggio spontaneo": il bambino non si preoccupa se qualcuno lo sta ascoltando o meno, se è appropriato parlare in un certo modo qui e ora - o no; "risuonano nello spazio", proclamando le proprie idee talvolta abbastanza assurde. Il disturbo del contatto verbale è ancora più grave nei bambini descritti da L. Kanner come affetti da "autismo infantile precoce", uno stato psicotico in cui il linguaggio talvolta si sviluppa in ritardo e in modo incompleto, o per niente. Non viene utilizzato perché il contatto viene respinto o perché i bambini non lo comprendono. (Anche il significato del linguaggio nella struttura della personalità è illustrato dal fatto che il futuro di questi bambini dipende considerevolmente dalla loro capacità di "apprendere" una lingua, preferibilmente attraverso metodi comportamentali).

Mancanza di distanza

Ci sono anche disturbi del comportamento completamente opposti che si manifestano nelle conversazioni con i bambini: è intrinseco al contatto autentico mantenere sempre la distanza appropriata dal partner (è interessante tracciare lo sviluppo di questo comportamento di distanziamento - dall'ansia da estraneo del bambino intorno ai cinque mesi, definita da R. Spitz come "ansia degli otto mesi", attraverso un distanziamento sempre più differenziato, che indica semplicemente che il bambino "disegna contorni intorno a sé stesso", diventando più consapevole della propria identità). Tuttavia, ci sono bambini - spesso associati a una "sindrome psicosomatica cerebrale organica", specialmente con l'epilessia - che non hanno alcuna comprensione della distanza necessaria dal loro partner. Diventano immediatamente "familiari", parlano senza preoccupazioni, sono incoraggiati dal fatto che il partner mantenga e richieda distanza attraverso il loro sguardo. Si distinguono completamente tra i coetanei e rispetto all'autorità dell'insegnante, e il loro comportamento può diventare insopportabile: la mancanza di distanza è una grave interruzione nelle relazioni interpersonali!

Linguaggio e intelligenza

Abbiamo già esaminato il comportamento conversazionale di un bambino dal punto di vista del contatto e della comunicazione interpersonale. Ora, parliamo delle caratteristiche intellettuali espresse nel linguaggio. Un esperto può formarsi un'idea dell'intelligenza di un bambino senza nemmeno condurre un test approfondito.

Ci sono disturbi dell'articolazione (balbuzie, talvolta limitata a certi suoni come S o R), c'è l'incapacità di formare frasi grammaticalmente corrette corrispondenti all'età di sviluppo (agrammatismo) - ciò è più fortemente correlato al deficit intellettivo rispetto al disturbo precedente. Ma criteri più sottili devono anche essere applicati al linguaggio del bambino: quale è l'entità del suo vocabolario, come sono strutturate le frasi in modo differenziato? Come esprime gerarchia logica? Come comprende le domande e i significati impliciti? Quanto sono acuti i suoi riscontri? Qual è la sua comprensione dell'umorismo?

I criteri finora esaminati, che forniscono informazioni sul contatto e l'intelligenza del bambino, ci dicono già molto sulle sue qualità personali. Ma dobbiamo andare ancora più in profondità nel nostro sforzo di comprendere chiaramente, durante una conversazione, le caratteristiche individuali del bambino e i problemi attuali derivanti dalla sua esperienza vissuta.

Condurre la conversazione

Qui, qualsiasi schema fisso fallirebbe. I bambini piccoli non possono farlo, e quelli più grandi spesso non vogliono verbalizzare ciò che li preoccupa profondamente. A volte "giocano" (terapia del gioco), o indicazioni di tali problemi centrali possono essere ottenute da un test "proiettivo" (come il test delle scene). Ma anche una conversazione ben condotta può rivelarsi più illuminante di alcuni test (dove c'è sempre il rischio di interpretare qualcosa che non è presente nel bambino!).

Come avviene non è facile da descrivere. Osservando l'aspetto del bambino, il comportamento e il livello di linguaggio, si ottiene già un'idea certa dei loro contenuti e interessi intellettuali. Poi, le domande vengono "poste" per approfondire e specificare questa comprensione, confermando la propria intuizione o cercando una direzione diversa. Sarà spesso vantaggioso affrontare prima gli interessi e le abilità del bambino: possono mostrare ciò che sanno fare, ottenere successi e percepire l'interesse dell'intervistatore. Una volta stabilita la fiducia, entrano in gioco i problemi personali del bambino - ed è qui che diventa impegnativo!

È difficile per un bambino parlare di ciò che li preoccupa - non possono verbalizzare perché è poco chiaro, nascondono la loro paura e impotenza e spesso sono sotto una pressione intensa da parte degli adulti. Un esempio tipico: il tragico destino dei figli di genitori divorziati. Dopo gravi conflitti durante il loro matrimonio, da cui

30

nessun bambino esce indenne, i genitori vivono infine separatamente; il bambino è affidato al genitore che può garantire il loro benessere (per quanto possa determinarlo il giudice tutelare). Ma il problema non è certo risolto! Questo genitore che ora "possiede" il bambino spesso lo usa come arma contro l'ex partner ancora odiato, allontanando l'amore del bambino per il padre (il bambino è spesso con la madre) e avvelenandolo con l'odio che ha già causato il fallimento del matrimonio. Come può un bambino difendersi da questo, come può anche capire il gioco che si sta facendo con lui? Soffrono e hanno paura e non riescono a farcela da soli. A scuola, parlano del padre con orgoglio davanti agli altri, imparano il quarto comandamento, ma il padre è il nemico!

Questo era un esempio tra molti altri. Il medico, che sia richiesto come esperto dal tribunale dei tutelari o consultato dalla madre per i disturbi nervosi (veramente "psicosomatici") del bambino, ha significative opportunità per quanto riguarda la diagnosi e la terapia. Se è un uomo, spesso è percepito e accettato dal bambino, che è stato così duramente deluso fino ad ora, come una "figura paterna" se l'interlocutore ha dato al bambino la sensazione, attraverso domande precedenti, che potesse fidarsi di lui e confidare in una persona comprensiva ed empatica (ovviamente, una dottoressa ha probabilità simili se sa come sfruttarle). È qui che entrano in gioco i "fenomeni di trasferimento" descritti così abilmente da Sigmund Freud.

L'arte dell'ostetricia

Socrate ha brillantemente descritto il suo metodo di condurre conversazioni e interrogatori come un "arte dell'ostetricia," e ciò corrisponde alla realtà, poiché "dà alla luce" un essere vivente, uno spirito, proprio come un'ostetrica dà alla luce un neonato. Dopo il dialogo, la situazione è diversa per chi fa domande e per chi risponde: chi fa domande ha progredito nella comprensione del bambino e della sua situazione ed è ora meglio attrezzato per aiutare; il bambino interrogato, che è stato aiutato ad esprimersi (!) attraverso domande empatiche, si è liberato da molte cose che non poteva o non voleva esprimere prima. Ma sono anche progrediti lungo il percorso del proprio sé, della consapevolezza di sé - e questo, come sarà ulteriormente sviluppato, è già una parte significativa della terapia!

Le difficoltà nel condurre una conversazione fruttuosa non sono insignificanti per entrambe le parti. Il medico naturalmente ha un'autorità a suo favore, e ciò aiuta immensamente: si presume che capiscano tutto - creando fiducia, specialmente se il bambino si sente riconosciuto attraverso le domande precedenti e quindi è disposto ad aprirsi ulteriormente, persino alla sua sfera personale più intima. Ma l'autorità può anche essere opprimente al punto che il bambino si chiuda nei confronti del questionario. In questo caso, sarà utile per chi fa domande non adottare un atteggiamento superiore, ma rivelarsi attraverso il tono, l'espressione e le parole come qualcuno che sta accanto al bambino, lo apprezza e si fa loro sostenitore.

Impegno per i bambini

Spesso, il bambino crede che i genitori li abbiano portati dal medico per farsi "lavare la testa" a causa della loro "cattiveria" e altri vizi, e a volte il bambino ha ragione, poiché i genitori lo hanno istruito in tal senso. Pertanto, non sorprende che il bambino diventi testardo, rifiuti di parlare o addirittura faccia una scenata, spinto sia dalla ribellione che dalla paura. Specialmente se il bambino è più grande e aperto a parole ragionevoli, deve essere comunicato loro con fermezza che si prende cura di loro, che si desidera assistenza per le loro difficoltà e che verrà fornito anche sostegno quando si ritiene abbiano ragione.

Gli esempi sopra menzionati illustrano la difficoltà che un bambino può avere nel esprimersi verbalmente di fronte a un medico curioso - da una parte, perché non hanno ancora raggiunto la fase di sviluppo che consente loro di descrivere i processi interni in risposta a domande rivelatrici. La gamma di abilità è molto ampia in questa fase; alcuni bambini, soprattutto quelli autistici dotati di intelligenza, già possiedono un'autocoscienza sorprendentemente completa fin dalla prima infanzia e sono anche pronti a discuterla e dibatterla. Altri, tuttavia, anche in adolescenza, quando tali problemi in genere emergono, non riescono a chiarire la loro situazione attraverso il linguaggio, anche se vengono fatti tentativi per aiutarli.

Esistono altre difficoltà. La paura che sorge dall'interno o da situazioni esterne ostacola l'espressione verbale del bambino o addirittura impedisce loro di "pensare", di poter percepire i fatti e riferirli. Quello che è appena stato discusso è legato al concetto psicoanalitico di "repressione", anche se desideriamo sottolineare in modo critico che ciò che è sullo sfondo, come residui di esperienze "traumatiche", non viene sempre completamente "represso" nell'inconscio (come spesso accade anche negli adulti). Piuttosto, il bambino semplicemente non vuole riconoscerlo, non vuole affrontarlo, anche se "sa" molto bene. Il medico che conduce la conversazione deve quindi incoraggiare il bambino a riconoscerlo e ad esprimersi più chiaramente, cercando attentamente le loro parole. Questo è un vero e proprio "processo di nascita", nel senso del confronto socratico! È affascinante osservare come la consapevolezza emerga in un bambino (il psicologo viennese Karl Bühler parlò in modo appropriato di un "momento di aha"), come a volte, in un linguaggio non insegnato, non condizionato, ma "naturale" e creativo, nasca una formulazione riuscita che poi è liberatoria. Tuttavia, questo avviene attraverso un processo di comunicazione tra chi fa domande e chi risponde, beneficiando entrambi in modo significativo: per il medico che conversa, si forma un'immagine di una personalità con abilità e difficoltà, con conflitti in cui il bambino ha bisogno di aiuto - per il bambino, una buona conversazione è una parte importante della terapia. Questo è ciò che deve essere ulteriormente discusso.

L'effetto terapeutico della conversazione

Platone, allievo di Socrate, fondò la sua filosofia dimostrando come la conoscenza si sviluppa attraverso l'interazione di domande e risposte tra lo studente e il maestro, aiutando successivamente gli individui a vivere bene e guidando la comunità sociale verso un ordine superiore. Lo stesso fenomeno si verifica nell'incontro tra il bambino e il medico esperto e compassionevole. Improvvisamente, il bambino comprende le connessioni tra gli eventi che in precedenza lo tormentavano perché erano solo confusi e fraintesi, minacciosi e spaventosi, e si riconosce, riconosce il suo ruolo in questo gioco spesso disastroso. Questo si allinea perfettamente con le parole di Freud secondo cui la psicoterapia mira a "trasformare l'Es in Io", in un sé grato e responsabile.

Il comportamento descritto per il conduttore della conversazione si distingue da un approccio che impone prescrizioni o predica moralità al bambino. Come si suol dire, tali parole "entrano da un orecchio e escono dall'altro", senza influenzare veramente le motivazioni del bambino. Pertanto, affermiamo che l'unico comportamento adatto a un terapeuta è radicato nel rispetto per il bambino; non si dovrebbe tentare di "manipolarlo" (per questo motivo siamo anche contrari alla spesso invasiva "terapia comportamentale" dei nostri tempi, che ci sembra troppo meccanicistica con i suoi rinforzi positivi e negativi, offrendo troppo poco spazio alla libertà del bambino; riteniamo questo approccio accettabile solo per bambini gravemente colpiti, ad esempio quelli con condizioni cerebrali organiche). Il rispetto verso il bambino significa: ascoltare attentamente ciò che dice, dargli il tempo di pensare, offrire la possibilità di chiarire le questioni ponendo domande se sono incerti, evitando di imporre interpretazioni (cosa che fanno spesso gli analisti impazienti!). Significa anche essere scettici verso promesse eccessivamente comuni di miglioramento o "realizzazioni" esposte con empatia. Una vera realizzazione, che emerge in un bambino nel corso della conversazione, si manifesta attraverso un improvviso silenzio, esitazione o introspezione (come segni di riflessione interna), piuttosto che attraverso numerosi discorsi comuni.

Dal nostro punto di vista, è anche rispettoso verso il bambino trattenersi, poiché non si sa mai come gli esiti della conversazione, ciò che si dice al bambino, li influenzeranno veramente. Molte cose che si prendono molto sul serio spesso passano senza effetto sul bambino. Ma talvolta, decenni dopo, si osserva che un adulto che è cresciuto da tempo ricorda: all'epoca, quando era un bambino, il medico disse loro una parola che non hanno dimenticato da allora e che ha influenzato le loro decisioni - una cosa che loro stessi non avevano ricordato per molto tempo!

Ciò che emerge dal contatto conversazionale con il bambino ci sembra già racchiudere tutto ciò che conta nella psicoterapia e nell'educazione terapeutica (a proposito, questi due concetti non differiscono in termini di obiettivi): impegnarsi con un bambino, stare al suo fianco, chiarire e indirizzare, con rispetto per la persona del bambino e offrire assistenza decisiva in ciò che risuona dentro di loro dalle conversazioni, spesso favorisce lo sviluppo.

Contenuti della Conversazione

All'inizio di questo capitolo, abbiamo respinto ogni schematizzazione della conversazione, poiché disturberebbe significativamente la immediatezza della comunicazione. Tuttavia, è opportuno menzionare che certe questioni probabilmente emergono in ogni conversazione: la scuola con i suoi successi e fallimenti, le preoccupazioni e le paure, le situazioni legate ai compiti (la conversazione deve essere condotta in modo che il bambino non si percepisca come un completo fallimento, in modo che le richieste poste siano elastiche, adattate alle loro capacità senza che se ne accorgano); interessi al di fuori della scuola (interessi specifici potenziali); successivamente intenzionalmente (in modo che il bambino abbia già fiducia), vengono affrontate questioni familiari, il rapporto con entrambi i genitori e gli educatori potenziali, nonché con i fratelli e le sorelle (avvicinandosi a tutto questo pazientemente, notando sia il silenzio che il discorso); aspirazioni professionali ed idee sulla condotta futura della vita; negli individui più grandi, atteggiamenti verso l'amore e la sessualità, così come le esperienze in questo ambito (qui, moralizzare è inutile, persino dannoso, con la comprensione che è essenziale!). Tutto ciò è adattato in modo preciso alle reazioni del bambino o dell'adolescente, sempre pronto a trovare nuovi approcci per ogni caso individuale.

Un problema rimane per il quale non possiamo fornire una soluzione: la conversazione medica, come abbiamo cercato di descriverla, richiede una notevole quantità di tempo. E il medico in pratica, gravato da molte altre mansioni, faticherà a trovare questo tempo, sentendosi spesso sull'orlo del fallimento. Tale è il destino di coloro che si sforzano di mostrare umanità, cosa difficile da evitare. Tuttavia, entro certi limiti, è possibile ottimizzare il tempo, ad esempio, organizzando consultazioni dedicate per le conversazioni con un bambino, seguite da discussioni con i genitori quando si avverte che problemi significativi e pericolosi si nascondono sotto la superficie. Tuttavia, il rimprovero di non aver fatto abbastanza rimane sempre insito nella coscienza medica.

III/ TERAPIA SUGGESTIVA (1982)

Fondamenti biologici

La terapia suggestiva è un metodo di trattamento che genera diverse opinioni divergenti. La sua fondazione dovrebbe derivare dalla regolarità biologica, un principio che attraversa tutto questo lavoro. Il sistema nervoso autonomo, che governa il funzionamento di tutti i nostri organi (il suo eminente ricercatore, L.R. Müller, parla dei "nervi della vita e degli impulsi vitali"), è da tempo noto anche come "sistema nervoso simpatico". Infatti, questo nome precede quello precedentemente menzionato, mirando ad indicare l'opposizione al "sistema nervoso animale". Simpatico significa che soffre insieme a ciò che avviene sul piano psicologico nell'essere umano; il piano psicologico si esprime fisicamente attraverso le funzioni vegetative e gli eventi psichici influenzano tutto ciò che è corporeo.

Sebbene siamo convinti che i fattori costituzionali ed ereditari giocano un ruolo nelle disfunzioni vegetative che portano a vari disturbi organici, non c'è dubbio, d'altra parte, che gli errori nell'ambiente familiare e successivamente nell'ambiente scolastico giocano un ruolo causale nell'emergere dei disturbi organici, delle "neurosi organiche", che saranno descritte dettagliatamente in questo lavoro. Si parla anche di esperienze traumatiche per il bambino; è necessario identificarle ed eliminarle se si vuole aiutare il bambino a migliorare la sua situazione. Ed è certo che se una situazione ambientale disturbante può portare a disfunzioni vegetative, è anche possibile ottenere un miglioramento, un ritorno alla funzione normale, creando un'atmosfera migliore, instillando fiducia ed eliminando la paura, che avranno un effetto "simpatico" sul bambino.

La terapia suggestiva è uno dei mezzi per ottenere questo. Ha un lignaggio onorevole. L'antica medicina, praticata da medici-sacerdoti, stregoni, in varie forme, funzionava solo con tali mezzi e certamente non senza successo, come dimostra la storia. In quel periodo, c'erano ancora pochi farmaci che potevano intervenire veramente nella chimica del corpo. Questo è cambiato notevolmente nella medicina moderna, dove siamo capaci di ottenere effetti terapeutici decisivi padroneggiando i processi biochimici. Tuttavia, ciò che avviene nell'organismo vivente non è del tutto identico ai processi nei tubi di prova, principalmente a causa delle influenze del sistema nervoso autonomo. Dopo un periodo di assoluta fiducia nella tecnologia e nella chimica, oggi si è stabilita una salutare disillusione. Abbiamo capito che ciò che era efficace nell'antica medicina, cioè la fiducia nel potere di guarigione dell'essere umano, ha sempre un'importanza decisiva, ancor prima degli effetti "organici". Studi critici, come "trial doppio cieco", hanno chiaramente dimostrato il potere di questi fattori (l'analisi critica dei farmaci ora richiede imperativamente il confronto con gli effetti di un "placebo" - questo termine anglosassone che denota una sostanza che non reagisce chimicamente con l'organismo, a differenza del farmaco "vero", è accettato anche nella nostra lingua).

Terapia Timotropica

Il mio professore Franz Hamburger ha coniato un termine per un trattamento che segue questi principi: "terapia timotropica" - un termine appropriato, credo. Affronta il mondo emotivo del bambino (timo); il bambino ha fiducia nel potere curativo del medico, ed è proprio questo che induce una modifica nell'organismo, migliorando o facendo scomparire i sintomi dolorosi, particolarmente a livello di alcuni organi. Proprio come per tutto ciò che riguarda il bambino, anche la madre è "in gioco". Non si dovrebbe mai dire alla madre che il farmaco o il trattamento utilizzato non interviene "veramente" nel processo patologico. Al contrario, dovrebbe, come il bambino, essere convinta dell'efficacia delle misure prescritte e riflettere questa convinzione al bambino. Se le cose fossero diverse, se avesse dubbi, la terapia sarebbe certamente inefficace per il bambino. In questo senso, anche la madre e il bambino formano un'unica unità, una profonda unità radicata, molto più profonda di una semplice comprensione intellettuale, più profonda, ovvero nel dominio "timico". Il medico deve essere consapevole di questo e tenerne conto; deve anche convincere la madre e sotto nessuna circostanza dirle che si tratta di un "trattamento placebo".

Tecnica

Per quanto riguarda la procedura, il medico prescrive un farmaco, preferibilmente appositamente preparato per l'occasione e non preconfezionato (poiché in questo caso, la madre sicuramente esaminerebbe le istruzioni e le confronterebbe con il consiglio medico), e fornisce precise istruzioni su come utilizzare il farmaco diverse volte al giorno. Se la madre e il bambino seguono diligentemente queste istruzioni, ciò porta loro stabilità e fiducia. Aumentare la "dose" del farmaco se il miglioramento non è abbastanza rapido e intenso è un importante "rinforzo" (per usare il gergo della moderna terapia comportamentale, che ha alcune somiglianze con il trattamento suggestivo); se funziona, sia la madre che il bambino lo considerano come una prova che la dose del farmaco era corretta.

La dose verrà ridotta man mano che i sintomi migliorano, e il trattamento non verrà interrotto prematuramente; piuttosto, si faranno sforzi per consolidare i progressi prolungando la durata del trattamento. La diversificata esperienza delle persone che lavorano con tale terapia ne dimostra l'efficacia. In particolare, le "neurosi organiche" rispondono bene a questo tipo di trattamento: disfunzioni della vescica e del retto (enuresi diurna e notturna, encopresi), tosse "nervosa" e disturbi respiratori, così come i tic (anche se il trattamento è spesso impegnativo - anzi, persino con farmaci neurologici!), disturbi del sonno, comprese le difficoltà ad addormentarsi (il che è comprensibile considerando quanto questo processo dipenda dall'umore!); una vasta gamma di sintomi colpisce l'apparato gastrointestinale, come disturbi dell'appetito, vomito e dolore; altre condizioni colpiscono la circolazione, che Hamburger ha definito "neurosi dell'attenzione". Si osserva una preoccupazione eccessiva per il battito cardiaco, e in quel momento stesso, esso è già disturbato, portando a aritmie dolorosamente avvertite.

Modo di Azione

Se il medico riesce a migliorare o eliminare tali schemi sintomatici con il metodo descritto, avrà fornito un aiuto significativo, non solo al bambino che ne era fortemente turbato, ma anche alla famiglia che era in difficoltà e affrontava problemi significativi.

Pensate al lavoro emotivamente angosciante imposto alla madre che deve costantemente riorganizzare i vestiti e la biancheria da letto del bambino a causa del bagnarsi a letto o degli incidenti!

Tuttavia, tale trattamento non agisce solo in modo "sintomatico"; va molto oltre. Molto spesso, i sintomi organici sono alimentati, causati e perpetuati dall'ansia (soprattutto enuresi ed encopresi, ma anche molti altri schemi di malattie "psicosomatiche"). La fiducia instaurata con il medico in un trattamento di successo, che è effettivamente l'elemento efficace, agisce anche dinamicamente contro l'ansia del bambino e della madre. Durante la terapia, di solito c'è un aumento dell'attenzione da parte della madre verso il suo bambino, e anche questo è direttamente benefico. Se il trattamento suggestivo è ben condotto - il che ovviamente richiede che il medico veda il bambino e la madre ripetutamente e fornisca un "supporto" continuo - si trasforma in una sorta di "terapia familiare" che può realmente migliorare problemi familiari significativamente angoscianti.

Limiti e Pericoli della Terapia Suggestiva

Se si desidera servire la verità, il che significa presentare i problemi tanto complessi e contraddittori quanto sono realmente, si deve ammettere che la terapia suggestiva ha i suoi limiti, che devono essere rispettati. Da una parte, la persona sottoposta a tale trattamento sa troppo poco del bambino, della loro struttura personale, ma soprattutto della situazione traumatica in cui sta crescendo. Non sarebbe utile al successo se il medico facesse troppe domande. Presentarsi come capaci di svolgere il lavoro, di capire i disturbi, senza dover fare molte domande; fare domande approfondite e pazienti contraddice l'atteggiamento di chi utilizza tali metodi, e potrebbe persino suscitare sospetti verso un medico del genere.

Tuttavia, chi agisce come un'autorità, senza fare domande e chiedendo fiducia agli altri, rischia di perdere molto! Potrebbero trascurare ciò che è dannoso sullo sfondo. Un esempio: un bambino si bagna a scuola o vomita regolarmente prima della scuola perché è completamente sopraffatto da un'insegnante inadeguata o a causa di un ritardo mentale generale o specifico. È possibile che i disturbi scompaiano per un po' grazie al trattamento suggestivo. Ma il problema non è risolto! È probabile che gli stessi sintomi o altri sintomi riappaiano, ancor più oppressivi di prima: si possono anche alleviare temporaneamente i mal di testa causati da un tumore cerebrale con una metodologia a effetto suggestivo, ma torneranno sicuramente, con altre manifestazioni; tuttavia, si sarà persa una preziosa occasione per il trattamento etiologico reale!

Ciò illustra anche quanto sia pericoloso nascondere le cose e trascurare ciò che è necessario. Le scuole di psicologia in profondità hanno accusato la terapia suggestiva di essere "superficiale", di mascherare semplicemente i sintomi e le loro cause, di non contribuire a una comprensione autentica, e questa accusa non è del tutto infondata. In situazioni di conflitto difficili è necessario un processo "rivelatore" che cerchi di comprendere i legami causali. E ciò che può sembrare un vantaggio iniziale per il medico sovraccarico di appuntamenti: la relativa facilità della terapia suggestiva (proprio ciò che essa raccomanda anche al bambino e alla madre), è un grosso svantaggio in un caso complicato. Richiede tempo, richiede di fare domande in molte direzioni per comprendere veramente un bambino e la sua situazione. E un secondo importante obiezione a questo trattamento: cosa sta realmente accadendo? Il trattamento viene effettuato con farmaci e procedure che non hanno un "effetto intrinseco", ma dipendono dal "cambiamento timico" (che può essere sufficientemente efficace). Ma tale metodo non è forse un inganno? Non è al limite del ciarlatanismo? Il medico critico deve avere gli stessi dubbi, anche quando crede di trattare "razionalmente", agendo sulla chimica del corpo; non sa mai quanto dei risultati sia effettivamente dovuto all'effetto placebo. Così, ciò che il grande dubbioso e interrogatore Faust dice rassegnato durante la sua passeggiata di Pasqua rimane valido: "Oh, felice è chi ancora può sperare," (lui stesso non spera più!), "uscendo da questo mare di errori! Ciò che non sai, ti serve, e ciò che sai, non puoi usarlo."

Tuttavia, è certo che affrontare i metodi suggestivi è una situazione di confine con notevoli pericoli, in cui si rischia di deragliare verso questioni affrettate, verso l'inganno degli altri e di sé stessi, verso l'ignoranza dei problemi reali (che possono essere letali nel caso di malattie organiche, ma non meno fatali nel caso di disturbi psicogenici).

Sovrastima del Problema

Tuttavia, il medico deve imparare e possedere la capacità di muoversi in situazioni di confine. Deve prendere decisioni e intervenire nei destini degli altri, proprio quando il pericolo è elevato. E deve confrontarsi con un costante dubbio e persino utilizzare questo dubbio per affinare il proprio giudizio. Certamente, è più nobile guidare un bambino verso l'autoscoperta attraverso l'arte "ostetrica" della conversazione, appellandosi alla loro libertà. Ma questo non è sempre possibile; dipende anche dall'età del bambino e dalla loro capacità di pensiero critico. In tali casi, è giustificato ricorrere alla terapia suggestiva. Tuttavia, ciò comporta prendere decisioni per conto del bambino e della madre, assumersi la responsabilità del bambino (il che significa "manipolazione").

Non è facile per il medico mantenere pulite le proprie mani in questo processo. Devono resistere alla tentazione del guadagno facile, rispettare con precisione i confini entro i quali possono "gestire" l'altro, incluso un bambino; e infine, per quanto impegnativo possa essere durante tale trattamento, devono cercare di comprendere il bambino nella loro struttura e condizioni (e in realtà, la reazione del bambino alle diverse fasi della terapia fornisce importanti spunti sulla loro natura). Un buon approccio è sforzarsi, dopo una terapia suggestiva di successo, quando un sintomo tormentoso è scomparso e si è instaurata la fiducia, di prendersi cura umanamente del bambino e della loro famiglia "oltre il sintomo".

Un'altra difficoltà è da descrivere. Indubbiamente, il medico che ottiene i migliori risultati è colui che non solo si presenta convincemente all'esterno, ma è anche convinto dell'efficacia del proprio trattamento. Hamburger coniò il termine "automatismo timico": i processi di guarigione si svolgono quasi automaticamente, senza la sua intervento, se solo il medico è correttamente sintonizzato nella "zona profonda" (nel thymos) della loro personalità. Tuttavia, ciò pone vere sfide per il medico critico: sanno di condurre in definitiva un trattamento fittizio, ma devono presentarlo in modo convincente agli altri.

A tale scopo, il medico deve essere in controllo di se stesso per essere in grado di instillare fiducia nel bambino e nella madre. Certamente, è un obiettivo elevato per loro rappresentare la verità. Tuttavia, la questione di ciò che è accettabile per l'altro, ciò che deve essere nascosto da loro qui e in molti altri problemi, è un vasto ambito di decisioni che il medico deve prendere dal nucleo della loro persona, dalla loro etica professionale che deriva dalla loro libertà e impegno. La metodologia della terapia suggestiva fa parte di questo cerchio di decisioni come un metodo psicoterapeutico importante con cui il medico può agire in conformità con l'obiettivo di fornire assistenza.

IV / SINDROME PSICHICA BASATA SUL CERVELLO (1982)

Manfred Bleuler, una figura eminente e nipote di un illustre nonno (Eugen Bleuler, uno psichiatra di Zurigo, creatore di ingegnosi termini come "schizofrenia" e "autismo"), descrisse negli anni '50 la "sindrome psichica di origine cerebrale". L'accento è posto sulla prima parte della parola "psico" nella sindrome: essa si riferisce non tanto a conseguenze neurologiche come disturbi motori (varie forme di "paralisi cerebrale"), quanto piuttosto a conseguenze psicologiche immediate a seguito di una malattia cerebrale, nonché a sequele durature.

Eziologia

È necessario menzionare alcune cose riguardo all'eziologia al fine di effettuare una diagnosi. Le possibilità di danni sono numerose, spaziando dalla gravidanza precoce per tutta la vita. Per i danni prenatali, durante i periodi embrionale e fetale, ci sono vari indizi anamnestici: sanguinamenti che indicano un aborto imminente, iperemesi materna, ma soprattutto infezioni. Anche una "semplice" influenza, quasi dimenticata dalla madre, può danneggiare seriamente il feto o l'embrione a causa della viremia trasmessa. La "embriopatia da rosolia", causata dall'infezione da rosolia materna durante il primo trimestre di gravidanza, ha rivelato un nuovo campo di conoscenza medica con gravi malformazioni del sistema nervoso centrale e degli organi derivati da esso, come gli occhi e le orecchie. Un indicatore importante è la "distrofia prenatale" (sottosviluppo nonostante un periodo di gestazione normale o addirittura prolungato: "bambino piccolo per l'età gestazionale"). Quindi, ci sono numerose possibilità di lesioni traumatiche alla nascita (non solo gravi danni cerebrali ed emorragie massive, ma soprattutto varie forme di asfissia perinatale); le informazioni sul comportamento del neonato nei primi giorni di vita sono importanti: deviazioni dalla norma in termini di attività motoria, inquietudine o apatia, disturbi del sonno, difficoltà nell'alimentazione, varie forme di crisi. Inoltre, le malformazioni congenite del sistema nervoso centrale e del suo sistema vascolare, sia isolate come malformazioni poriche, deformazioni corticali o all'interno di disturbi più generalizzati con malformazioni oculari, uditive, facciali, cardiache e renali, giocano un ruolo numericamente significativo sotto l'etichetta di "sindromi di ritardo malformativo". Dopo la nascita, si verificano anche vari tipi di disturbi traumatici e infiammatori (meningite ed encefalite, con l'aumento preoccupante dell'encefalite di origine virale osservato in tutti i paesi sviluppati).

Gli stati successivi non sono in alcun modo determinati dal tipo di causa: gli stati determinati dall'infiammazione o dal danno possono provocare esattamente gli stessi modelli. È anche difficile riconoscere modelli specifici in base alla posizione delle lesioni nel cervello, specialmente poiché sono generalmente lesioni multiple. Tuttavia, l'estensione delle lesioni, il grado di distruzione delle cellule gangliari e dei neuroni, determina naturalmente la natura e il grado degli stati psicologici successivi. Come sottolinea in modo acuto Manfred Bleuler nella sua opera fondamentale: "Si può parlare di un quadro sintomatologico comune a tutte le sindromi psichiche locali del cervello".

Sintomatologia Fisica

Segni Vegetativi, Trofici ed Endocrini

Prima di discutere gli stati psicologici successivi, è necessario fornire alcune indicazioni sulla sintomatologia. Le manifestazioni del sistema nervoso autonomo sono frequenti come conseguenza delle lesioni cerebrali, con la più comune che è il grado variabile di ipersalivazione (la saliva cola dalla bocca, portando a una "parlata umida", spesso associata a disturbi parziali o totali dell'articolazione); l'impressione che questi bambini danno è spesso determinata anche dalle particolarità dello sguardo: a causa della secrezione eccessiva delle ghiandole lacrimali, gli occhi acquisiscono un bagliore intensificato; ciò, unito a una certa limitazione della mobilità oculare, dà origine all'impressione di un carattere "agli occhi di vetro" - chiamiamo questo sintomo, riconoscibile da individui esperti, lo "sguardo encefalitico". Tuttavia, può verificarsi anche l'opposto: uno sguardo particolarmente spento e opaco in individui con compromissioni cerebrali; e entrambi gli estremi possono alternarsi in un bambino.

Le alterazioni trofiche del corpo, visibilmente governate anche da impulsi cerebrali, sono altrettanto interessanti. Le persone con compromissioni cerebrali spesso mostrano una particolare flessibilità nelle articolazioni delle dita, o viceversa, ispessimento delle falangi distali delle dita, o infine, il contrario: restringimento delle estremità falangee. Le anomalie dentali sono comuni, ma solo nei casi di compromissioni cerebrali acquisite molto precocemente nella vita: i denti sono spessi, hanno uno smalto denso e opaco; spesso sono altamente distopici, con deformazioni grottesche dell'allineamento dentale; poi, c'è una precoce carie dentale, quindi sono visibili solo i resti dei denti (se ciò riguarda i denti decidui, questi denti devono essere stati colpiti durante la loro formazione, molto prima della nascita, indicando un danno cerebrale molto precoce). L'ipertrofia gengivale è anche frequente (questo è osservato non solo durante la terapia antiepilettica a lungo termine, ma, secondo la nostra opinione, anche come disturbo trofico essenzialmente cerebrale).

Sapendo che la più alta regolazione dei circuiti endocrini si trova in regioni subcorticali, principalmente nel diencefalo, e sapendo anche che l'encefalite si verifica spesso in queste regioni, si capisce anche che i disturbi endocrini sono spesso causati da lesioni cerebrali. Seguendo infiammazioni così come traumi cerebrali, si osservano sintomi a livello della tiroide (principalmente ipotiroidismo) così come dell'ipofisi (diabete insipido, carenza dell'ormone della crescita che porta a una cessazione della crescita; possibilmente certe forme di diabete mellito). Tuttavia, non bisogna automaticamente supporre che questi disturbi, essendo causati da lesioni cerebrali, non siano suscettibili di terapia ormonale!

Altri Metodi

Ripetiamo che in questa sezione ci concentriamo sull'aspetto psicologico dei disturbi cerebrali e dei comportamenti anomali. Tuttavia, è stata fatta una breve menzione dei sintomi fisici per fornire indicazioni diagnostiche e confermare la causa cerebrale organica dei comportamenti anomali. In tali casi, è ovviamente necessario esplorare tutte le altre strade di conoscenza: l'elettroencefalografia (EEG) (sebbene valga la pena notare che questo metodo di esame generalmente non fornisce molte informazioni, tranne nei casi di comorbilità con condizioni epilettiche); anche il metodo di imaging più avanzato, la tomografia computerizzata (TC), di solito non fornisce indicazioni significative, in particolare per quanto riguarda la localizzazione. Le modifiche anatomiche sono generalmente limitate e quindi invisibili. È incoraggiante osservare che la metodologia precedentemente utilizzata, la pneumoencefalografia, è ora molto meno comune poiché causava notevole disagio ai bambini. Al contrario, sembra che l'osservazione delle caratteristiche fisiche insieme al sistema autonomo e ai movimenti motori dia il maggior numero di informazioni. Pertanto, dobbiamo affinare le nostre capacità di osservazione.

Disintegrazione e particolarità psichiche dei bambini con disturbi cerebrali organici

Se cerchiamo il "quadro sintomatico comune", come lo ha definito il signor Bleuler, crediamo di poterlo trovare nel fatto che una sindrome psico-organica porta a una disintegrazione delle funzioni cerebrali. Pertanto, non si tratta di un fallimento delle singole funzioni cerebrali (ad esempio, le capacità intellettuali possono essere normali, persino superiori, nel loro insieme o in specifiche sub-funzioni). Tuttavia, ciò che è interrotto è la meravigliosa interazione che costituisce l'unità dell'individuo umano, capace di riconoscere criticamente la realtà e rispondere responsabilmente alla situazione. Tuttavia, in alcuni casi, può essere piuttosto difficile riconoscere questo disturbo del tutto psichico (proprio perché sappiamo sin dall'epoca di Aristotele che il tutto è più della somma delle sue parti, che questo intero è indivisibile, "individuale" e in definitiva incomparabile con gli altri, il che significa che l'individuo umano rimane sconosciuto agli altri e alla propria auto-esaminazione - la "persona sconosciuta"). Poiché i disturbi generali dovuti alla sindrome cerebrale organica sono così difficili da descrivere, per ragioni didattiche, affronteremo prima i disturbi specifici in singoli ambiti, funzioni specifiche. Questi sono anche più facili da riconoscere e descrivere. Molto si è discusso di recente dei "disturbi parziali delle prestazioni", soprattutto dei disturbi della percezione delle forme, che possono essere efficacemente evidenziati attraverso vari "test delle forme". Poiché questo disturbo si verifica anche in "lesioni cerebrali minime", lo descriveremo in dettaglio nel prossimo capitolo.

Disturbi dell'Attività

Ci sono numerosi disturbi nell'ambito dell'attività. Questa può generalmente diminuire nel senso di torpore, con o senza sintomi neurologici: si osserva una letargia degli impulsi con un rallentamento e una limitazione delle azioni, in varie gradi che vanno dal pronunciato parkinsonismo post-encefalitico a leggere limitazioni dell'attività, percepibili da un osservatore attento attraverso la fluidità facciale, ritardi temporali, impoverimento quantitativo e qualitativo delle azioni. Più frequentemente dopo una lesione cerebrale organica, si trova un disturbo dell'attività opposto: eccessiva eccitabilità, con una rapida successione di impulsi. Le motivazioni comportamentali non forniscono la risposta appropriata alle esigenze della situazione: si esauriscono rapidamente, terminano bruscamente, senza alcuna connessione significativa tra di loro. Diciamo che questi bambini sono composti da "frammenti", che non c'è un filo conduttore che lega i singoli momenti insieme. I bambini sono ipersensibili agli stimoli in arrivo, poiché manca la funzione "integrativa" che dovrebbe selezionare questi stimoli in base alla situazione attuale. L'attività eruttiva si manifesta a vari livelli, il che dipende naturalmente da altre qualità della personalità. I bambini con deficienza mentale eruttiva sono tormentati e pedagogicamente difficili da controllare. Il loro tempo è occupato da stereotipi che difficilmente possono essere qualificati come "attività", movimenti oscillatori infiniti (giocheranno con una leggera sensazione di vertigine?), a volte persino colpi autoinflitti al corpo, sbattimenti della testa contro il muro (godranno della sensazione di dolore?). Tuttavia, esistono anche attività più organizzate, spesso ancora assurde, costituite da atti di malizia (con una certa percezione, riconoscono ciò che è particolarmente disturbante, particolarmente pericoloso in una situazione; interruttori elettrici e tubi dell'acqua sono particolarmente apprezzati). Quello che fanno è così serio che la madre vede proprio nella loro intelligenza la prova - perché "sanno" quanto siano gravi le loro cattive azioni! Ciò porta a attività sempre più organizzate che appaiono intelligenti ed efficaci, ma quando si esaminano da vicino le circostanze e le motivazioni, queste azioni mostrano che non sono la "risposta" corretta alla "sfida", mettendo così a rischio il bambino stesso e il loro ambiente sociale, semplicemente perché la giusta integrazione dell'individuo è interrotta.

"Kurzschlüssigkeit" (Cortocircuito, Momento di Follia)

L'attività delle persone con disturbi cerebrali organici ha in ultima analisi qualcosa di "kurzschlüssig" - un'espressione appropriata, secondo noi. Normalmente, ogni impulso d'azione è confrontato con esperienze passate, tenendo conto anche delle considerazioni su ciò che un'azione potrebbe diventare in futuro, quali potrebbero essere le sue conseguenze (gli esseri umani, l'unico creato che "ha" il tempo, integrano il passato e il futuro nell'istante della decisione!). Nella presa di decisioni, si tengono anche in considerazione valutazioni superiori, movimenti di coscienza (o il "super-io" secondo la terminologia della psicologia in profondità), si valuta se un'azione da eseguire sia consentita o vietata secondo leggi divine o umane. Dopo un così lungo "processo di istanze", o si prende la decisione che l'azione sia adeguata, la giusta "risposta" alla "sfida" della situazione (sfida e risposta, come A. Toynbee ha descritto l'azione umana nella storia nella sua magnifica opera "Uno studio della storia"), oppure l'azione viene inibita, soppressa. Tuttavia, in individui organicamente influenzati dal cervello, anche se la loro intelligenza è perfettamente intatta, spesso agiscono in modo "kurzschlüssig": queste integrazioni superiori che rendono un'azione adeguata e responsabile falliscono; l'impulso si trasforma immediatamente in azione. Proprio come in un cortocircuito elettrico, fili scoperti si toccano "direttamente", la corrente percorre questa via in modo distruttivo, l'attività kurzschlüssig ha lo stesso effetto disturbante e distruttivo - come l'aggressione pericolosa in rapidamente infiammato affetto, come un atto criminale in cui le conseguenze non sono considerate nel "momento decisivo" (naturalmente, successivamente, comprensione e rimorso sono del tutto possibili se l'intelligenza non è disturbata). Tali processi possono sollevare difficili questioni nella psichiatria forense: cosa significa "responsabilità penale" per certi individui e atti? Un'analisi precisa della personalità e dell'atto è assolutamente necessaria.

Affetto

Dopo aver descritto l'attività anormale e "kurzschlüssig" dei bambini con disturbi cerebrali, è ora opportuno discutere la "disintegrazione" nel dominio affettivo ed emotivo. Ancora una volta, va notato che normalmente le relazioni emotive tra il bambino e gli altri sono "confrontate con il tempo": il tempo è necessario affinché la distanza iniziale e la timidezza si trasformino in fiducia, purché l'altra persona abbia guadagnato quella fiducia, implicando processi cognitivi e decisionali complessi in entrambi i partner.

È incoraggiante osservare come lo sguardo e le espressioni facciali del bambino cambiano man mano che si avvicinano all'altra persona.

Ma in un senso più profondo, le relazioni affettive sono "coinvolte nel tempo": devono essere nutrite, onorate con fedeltà e si sa di essere legati a loro. Così, il bambino si astiene dal fare il male, si astiene dal prendere impegni impegnativi per non addolorare i genitori amati, per non deludere l'insegnante ammirato.

Tutto ciò è diverso in molti casi cerebrali disturbati. A prima vista, i bambini non sembrano avere disturbi emotivi: si adattano bene emotivamente a una situazione, si comportano completamente in sincronia, reagiscono immediatamente alla gioia e al dolore, sembrano avere un facile rapporto con gli altri. Tuttavia, queste emozioni facilmente eccitabili mancano sia di durata che di profondità, vengono troppo facilmente spazzate via da nuove esperienze.

Questo può avere conseguenze molto diverse nei singoli casi: a volte si manifesta come mancanza di confini personali, eccessiva vicinanza agli altri, persino intrusione - questa violazione dei limiti personali può essere altamente pericolosa per un bambino; tali tipi diventano spesso vittime di aggressioni sessuali, si potrebbe persino dire che attraggono magneticamente tali esperienze. E altri bambini con disturbi cerebrali, ma con certe predisposizioni costituzionali e ereditarie, si ritirano in se stessi, reagiscono in modo "autistico" (vedi questo capitolo!).

L'influenza delle condizioni costituzionali è evidente in molti casi di disturbi della personalità cerebrale organica. Si potrebbe dire che il disturbo cerebrale esagera, amplifica le caratteristiche preesistenti: i bambini che si comportano in modo autistico mancano dell'aspetto distintivo dei "psicopatici autistici" che abbiamo descritto e, d'altra parte, i bambini provenienti da famiglie primitive diventano ancora più "primitivizzati".

Questo diventa perfettamente comprensibile quando si considera ciò che accade nel cervello malato: le cellule e le connessioni cellulari vengono distrutte, l'interconnessione delle funzioni è difettosa - e quando R. Lempp parla di "disturbi di connessione", intende la stessa cosa. Ancora una volta, sono proprio questi casi tragici che ci fanno capire la meraviglia dell'integrazione della personalità normale, che consente agli esseri umani di agire liberamente e responsabilmente.

Disturbi delle Relazioni

Difficili problemi sorgono in questi bambini perché l'ambiente educativo spesso si comporta in modo inappropriato, il che non fa che aggravare il comportamento anomalo dei bambini. Ci sono legami legittimi tra il disturbo del bambino e il comportamento inappropriato della madre, dell'educatore. Le relazioni interpersonali non sono influenze unidirezionali, cioè dalla madre al bambino. Fin dalla più tenera età - ed è particolarmente evidente durante questo periodo iniziale - il bambino stimola anche il comportamento materno appropriato attraverso le sue espressioni, le abilità motorie, le espressioni facciali, lo sguardo, scatenando ciò che è insito nell'istinto materno ereditario.

Nella "ricerca sul comportamento comparato", parliamo di "stimoli chiave" che emanano dal bambino e corrispondono precisamente alla "chiave" nella madre.

Il bambino con disturbi cerebrali non è in grado di emettere gli stimoli chiave corretti, come è evidente dalla descrizione delle anomalie, in particolare nel dominio motorio, ma anche nell'attività e nell'emozionalità del bambino. Pertanto, non sorprende che la madre non risponda correttamente al comportamento del bambino. Non può nemmeno fare affidamento sul suo istinto materno!

Il bambino con disturbi cerebrali, goffo e anormale nella sua attività, nella sua scarsa adattamento agli aspetti pratici della vita, non cerca l'indipendenza in un sano "impulso funzionale" (Ch. Bühler) come farebbe un bambino sano (che presto smette di cercare aiuto per i compiti quotidiani, che non può nemmeno essere "viziato"!). Tuttavia, questi bambini si trovano - o piuttosto spingono la madre - in una situazione di "sovrapprotezione"; la madre, travolta dalla compassione per il suo povero bambino, cerca di rimuovere ogni sassolino dal loro cammino, impedendo così al bambino di sviluppare le forze e le capacità di cui sarebbe effettivamente capace.

Anche nel suo atteggiamento emotivo verso il bambino, la madre è spesso incerta, proprio perché il bambino non "gioca" correttamente. Sentimenti di colpa ("come ho potuto causare la condizione del bambino?"), rifiuto, persino odio verso il bambino, che non contribuiscono affatto alla "soddisfazione" della madre di sé e del mondo, tutto ciò si mescola in modo irrisolto, il che può portare a volte a una sovrapprotezione eccessiva, ma anche a aggressioni e abusi verso il bambino disturbato. Tuttavia, va sottolineato che tali atteggiamenti sbagliati da parte della madre sono eccezioni. In generale, la madre rimane legata al suo bambino disturbato con amore eroico e cura molto più a lungo che nei casi normali, dove il bambino - velocemente e dolorosamente per la madre - si allontana da lei per seguire la propria strada. Tuttavia, il bambino disabile, in qualsiasi modo, rimane con la madre a lungo termine. E anche se a volte possono esserci anomalie nelle relazioni eccessivamente "simbiotiche", nella maggior parte dei casi, grazie agli sforzi dei genitori, specialmente della madre, l'individuo disabile ha l'opportunità di sopravvivere e condurre una vita umana ben oltre ciò che lo stato o le istituzioni pubbliche potrebbero fornire, spesso contraddistinta da un'atmosfera fredda. Certamente, questo apre un vasto campo per la consulenza e l'orientamento dei genitori da parte di medici, psicologi e assistenti sociali.

Neuroticizzazione Secondaria

A causa delle influenze educative dannose descritte in precedenza, così come della mancanza di fattori di sostegno, si verifica ciò che viene definito "neuroticizzazione secondaria". Certamente, questo non andrebbe così avanti se non fossero presenti lesioni cerebrali organiche (perché un bambino normalmente dotato ha una grande capacità di "superare" influenze esterne sfavorevoli), ma l'influenza dannosa di un'educazione insufficiente è anche innegabile. In questo senso, tali processi servono da modello per le "nevrosi" in generale: non si verificherebbero senza predisposizioni innate o acquisite integrate nella costituzione; tuttavia, le influenze formative svolgono un ruolo cruciale nel loro sviluppo e tali stati sono certamente suscettibili di interventi terapeutici.

Per quanto i disturbi non possano essere eliminati mediante trattamenti medici o clinici, bisogna compiere grandi sforzi per prevenire o ridurre la neuroticizzazione secondaria, soprattutto attraverso un'orientamento materno intensivo. Proprio perché il suo istinto materno non aiuta in tali casi (la chiave non entra nella serratura!), la madre deve imparare intellettualmente a comprendere i comportamenti anomali del bambino e rispondere in modo appropriato. Il medico è adatto per questa sfida, poiché comprende meglio le regolarità biologiche dei disturbi - speriamo che possa anche trasmettere ciò alla madre! Tuttavia, senza dubbio cercherà di collaborare all'interno di un team in cui ogni membro, con le sue conoscenze e competenze, contribuisce con la propria parte.

Terapia

Naturalmente, sorge la domanda se alcuni dei comportamenti disturbanti o addirittura dolorosi dei bambini con disturbi cerebrali potrebbero essere migliorati con farmaci. Certamente, i farmaci psicotropi moderni hanno il loro posto qui, specialmente nei casi di grande agitazione. Tuttavia, bisogna considerare gli "effetti generali" di questi farmaci: essi non solo calmano l'agitazione motoria, ma a volte portano loro stessi a sintomatologia neurologica. Più importante ancora, possono portare a un'inibizione generale: i bambini appaiono opachi, disinteressati; i problemi di concentrazione esistenti spesso si acuiscono e le prestazioni di apprendimento diminuiscono. Dovrebbe essere chiaro - anche se a volte è gestito in questo modo - che non è saggio somministrare contemporaneamente farmaci calmanti e stimolanti, che promuovono impulsi. Chi potrebbe valutare l'influenza opposta di sostanze chimiche contrastanti?

Difficoltà sorgono spesso quando i bambini con disturbi reagiscono in modo paradossale a un farmaco, ad esempio diventando ancora più agitati con un agente sedativo. Tutto ciò indica che il medico deve esercitare grande cautela nella terapia farmacologica.

Trattamento Educativo

Ci si aspetta molto dalla terapia del movimento, dalla fisioterapia, specialmente nei casi in cui sono evidenti disturbi del processo motorio (qui non ci riferiamo a disturbi motori cerebrali evidenti come spasticità, atetosi e altri; ma occorre prestare attenzione a sintomi più lievi). Per questi problemi motori "minori" (vedi anche il prossimo capitolo!), probabilmente non verranno utilizzati metodi classici come il metodo Bobath o il metodo Voita. Tuttavia, abbiamo osservato i benefici di una ginnastica ben diretta, specialmente nei bambini eretici che tormentano se stessi e il loro ambiente con disturbi motori senza scopo. Se questi bambini possono essere integrati in un gruppo disciplinato e gioioso, l'insegnante è in grado di stimolare il loro piacere nel movimento, l'impegno e il coraggio, che rappresentano un guadagno significativo per loro. Ciò richiede molto dall'insegnante, non solo in termini di padronanza tecnica dei loro metodi (assistendo precisamente dove il bambino ne ha bisogno per ottenere esperienze di successo), ma soprattutto in termini di capacità di individualizzare, di compassione umana che cattura ed entusiasma il bambino. Qui risiede la "cura educativa" nel suo senso più nobile! Altri metodi possono essere utilizzati per trasformare i comportamenti maladattivi dei bambini con disturbi cerebrali in attività significative provenienti dal loro nucleo interno: l'educazione musicale (dove la musica marcatamente ritmica si è dimostrata particolarmente efficace dal punto di vista terapeutico) - il "lavoro scolastico" di Carl Orff ha davvero aperto la strada non solo per il piacere dei bambini normali ma anche per il trattamento dei bambini con disturbi. Il terapista occupazionale ha anch'esso il suo posto nel team terapeutico: fornendo al bambino materiali accattivanti e coinvolgendoli in giochi interessanti, li aiutano a sperimentare il successo, stimolano la creatività e innalzano il loro comportamento a un livello superiore. L'orientamento educativo è di grande importanza, soprattutto per gli individui intellettualmente integri (e quindi più promettenti), ma è ancora più impegnativo che con gli individui che soffrono di disturbi di concentrazione nervosa.

Forme di Organizzazione

Tutti questi compiti richiedono un'efficace organizzazione del supporto educativo. Sono necessarie istituzioni cliniche (cliniche di psichiatria infantile o cliniche educative o unità associate alle cliniche per bambini, per il trattamento ambulatoriale o ospedaliero dei bambini con disturbi, con queste unità che fungono da modelli per testare terapie e formare terapisti), un contesto educativo ben strutturato, compresi asili nido specializzati e scuole speciali (incluse le classi per "disturbatori comportamentali", dove dovrebbero essere indirizzati la maggior parte dei bambini con disturbi cerebrali), e, cosa ancora assente ovunque oggi, istituzioni di formazione e laboratori di formazione supplementari.

Sviluppo Futuro

Ciò ci porta a una questione dolorosa e spesso tragica: finché questi bambini sono in asilo nido e scuola, tutto va bene per loro. Si trovano di fronte a difficoltà disciplinari, ma l'insegnante della scuola speciale è abituato a questo e riesce a gestirli. I bambini acquisiscono conoscenze scolastiche in modo completamente normale, o addirittura quasi normale. Pertanto, ci si augura buone prospettive per il loro futuro sociale - e poi segue una pesante delusione! Ora devono avere successo anche nel mondo del lavoro - con una comprensione delle circostanze specifiche, perseveranza, relazioni umane normali con colleghi e superiori, con la responsabilità di ciò che possono fare e di ciò che non possono fare. Abbiamo descritto sopra come nelle persone con disturbi cerebrali, spesso c'è un difetto nel dirigere la propria attività, dal nucleo del loro essere, sotto forma di un "corto circuito", una mancanza di inibizione, che spesso porta a pericolose aggressioni o atti criminali (il prossimo capitolo affronterà la "criminalità in individui con istinti disturbati", strettamente correlata al problema qui presente).

Supporto Continuo

Queste difficoltà che gettano i cari nello sconforto richiedono assolutamente una cura e una guida più intensive per coloro che sono ora nell'adolescenza. A seconda del tipo e della gravità del disturbo, questi giovani individui avranno bisogno di diversi tipi di supporto: ad esempio, una formazione professionale iniziale in officine protette, con la prospettiva di integrarli un giorno in situazioni di lavoro indipendente (ad esempio, organizzazioni come "Jugend am Werk" o "Lebenshilfe"). A volte, una prospettiva del genere non è fattibile e il supporto continuo diventa necessario. Tali posti di lavoro sono disponibili anche nelle aree rurali oggi. Per raggiungere questo obiettivo, devono essere stabiliti contratti con le industrie locali. Nonostante l'aumento della meccanizzazione, ci sono ancora processi lavorativi che possono essere eseguiti solo manualmente, che sono relativamente ben retribuiti e garantiscono almeno una sostenibilità parziale dell'istituzione. Tuttavia, sono necessarie persone creative che possano ideare tecniche adeguate e insegnarle a chi è impiegato qui; essi ottengono risultati positivi, sono orgogliosi dei loro salari guadagnati e si integrano socialmente. Se tale integrazione non è possibile perché essi stessi sono troppo a rischio o rappresentano una minaccia per il loro ambiente, deve essere organizzato un collocamento istituzionale a lungo termine.

Una Digressione sulla Libertà

L'educazione curativa, l'impegno nei confronti dei bambini disturbati e reattivi in modo anomalo, è un sentiero regale per comprendere l'umanità - ciò che è assegnato a ogni essere umano che aspira alla conoscenza, ma soprattutto a tutte le professioni che si occupano dell'orientamento degli esseri umani. Dalla patologia, si impara a comprendere - e ammirare - il "normale" (anche se alla fine rimane un mistero). È proprio quando l'educatore, l'consigliere dei genitori tormentati dalle terribili conseguenze del comportamento a "corto circuito", incontrollato negli individui con disturbi, inizia a comprendere, che si comincia a cogliere quanto sia splendidamente organizzata l'attività di un individuo sano, come esso risponda alle esigenze della situazione attraverso le sue azioni, come sia integrato nella comunità umana, inserito in legami e valori superiori, capace di decisioni libere e responsabili. Proprio perché il comportamento degli individui disturbati è così fondamentalmente diverso da quello degli individui sani, questa esperienza contrastante ("ex contrario") costituisce una prova significativa della libertà e della responsabilità dell'essere umano maturo, capace di conoscere e agire.

Concetti di colpa, pentimento, conversione e fallimento tragico acquisiscono anche un significato nuovo e profondo alla luce di tali esperienze, così come gli sforzi pedagogici per guidare coloro che vengono guidati verso la loro libertà, così come coloro in cui ciò fallisce, ma che si vuole proteggere da danni nel miglior modo possibile. Crediamo che tali esperienze concrete conducano più lontano delle deduzioni filosofiche.

V/ DIAGNOSI DEI DISTURBI DI PERSONALITÀ NEI BAMBINI (1982)

Esistono diverse metodologie per rilevare i disturbi della personalità nei bambini: un approccio preciso e sistematico che include l'esame neurologico delle capacità motorie, l'elettroencefalogramma (EEG), la pneumoencefalografia, i test psicologici e la valutazione delle funzioni sensoriali. Questi metodi saranno menzionati spesso di seguito e hanno anche portato a progressi significativi nel campo terapeutico.

Approccio Diagnostico alle Manifestazioni Esplicative

Tuttavia, vale la pena menzionare un'altra strada di comprensione che si è dimostrata altrettanto fruttuosa: un approccio olistico che non si basa solo su segni misurabili individualmente ma integra anche una dimensione intuitiva. È importante notare che è intrinseco agli organismi viventi esprimersi attraverso manifestazioni esterne, diventare sensibili, chiari ed evidenti, purché vi siano organi capaci di comprenderli. Ludwig Klages ha gettato le basi per la "scienza dell'espressione" (il titolo della sua opera fondamentale). Pertanto, ogni movimento motorio porta con sé un'espressione, che si tratti del cammino (determinato nei minimi dettagli genetici, come dimostrato dagli studi su gemelli e famiglie), della postura (un termine intriso di ricca ambiguità relazionale) o persino della calligrafia (una traccia duratura dell'azione motoria, studiata anche scientificamente da Klages). Tuttavia, esiste un'area delle capacità motorie quasi esclusivamente dedicata all'espressione: le espressioni facciali, che si sono evolute per affrontare in avanti (piuttosto che verso il basso) e sono generalmente diventate lisce ("viso", dal greco "prosopon", rivolto verso l'altro, conferendogli significato). Differentia estremamente tutte le emozioni (nel misura in cui Franz Werfel disse, "Un sorriso non è una ruga, un sorriso è l'essenza della luce"; si pensi anche all'importanza che il sorriso ha per i bambini piccoli). Le manifestazioni vegetative visibili all'esterno, nei vasi sanguigni (soprattutto sul viso, un condotto espressivo cruciale) e anche nelle ghiandole, sono particolarmente ricche di qualità espressive. Le emozioni intense sono visibili attraverso manifestazioni nei vasi sanguigni: l'orrore pallido (il fatto che la secchezza contemporanea della bocca e della gola non sia direttamente visibile può essere identificato dagli sforzi di deglutizione per ripristinare la secrezione di saliva), l'ira "calda" e "rossa" con un volto congestionato che assume una sfumatura livida, smorfie distorte (lo sguardo diventa anche un po' fisso), occhi "sporgenti dalle orbite" (effetto dell'innervazione vegetativa del muscolo protettivo dell'occhio), palpebre spalancate, aumento della secrezione di saliva (salivazione eccessiva). Le manifestazioni affettive sono accompagnate da forti sensazioni negli organi interni, soprattutto nel sistema cardiovascolare, ma anche nel tratto gastrointestinale. I bambini sensibili spesso sperimentano molto dolorosamente questi sintomi e queste manifestazioni possono essere a volte visibili (ad esempio, quando un bambino sperimenta una paura estrema, i muscoli sfinteri della vescica e del retto si rilassano, causando "qualcosa di umano" che accade al povero piccolo, conferendo un elemento di tragedia e commedia grottesca). Le persone sentono particolarmente queste sensazioni "a livello del cuore" - questo non è del tutto vero: in realtà sono i potenti plessi gangliari autonomi che circondano il cuore, dove risiedono così tanti sentimenti collettivi diversi. I poeti lo descrivono continuamente. Come potrebbero fare diversamente, traducendolo nella loro lingua, in immagini? Così, "cuore e dolore" fanno rima, e esistono poemi d'amore immortali del giovane Goethe, in cui i sentimenti del cuore giocano un ruolo importante. Curiosamente, Omero lo descrive diversamente; con lui, questi sentimenti collettivi si manifestano "en phrên", "al diaframma" - ma anche questo è un fraintendimento. Non è il muscolo diaframma, ma il plesso celiaco sotto, un centro di regolazione autonomo importante! Lo sguardo di un bambino è il contenitore dell'espressione più ricca e differenziata. Descrivere gli "strumenti" precisi che entrano in gioco è ancora una sfida. Si potrebbe menzionare: la direzione del globo oculare e l'interazione dei muscoli che lo muovono, i movimenti dei muscoli intorno all'occhio, l'umidificazione della congiuntiva (uno sguardo "radiante" o al contrario "troubled"), la dilatazione della pupilla. Ma tali indicazioni sono esigue rispetto alla ricchezza emotiva espressa dallo sguardo di un bambino (e che anche i poeti sono in grado di descrivere). Soprattutto, lo sguardo esprime la natura e l'estensione delle connessioni interpersonali. È sorprendente che l'occhio, l'organo sensoriale più importante attraverso cui il mondo entra in una persona ("Bevi, oh occhi, ciò che le ciglia trattengono dall'abbondanza dorata del mondo!"), sia contemporaneamente l'organo espressivo più importante, uno "specchio dell'anima", che rivela molto chiaramente ciò che avviene nelle relazioni interpersonali di un bambino con gli altri: amore, fiducia o, al contrario, allontanamento, rifiuto, paura, ostilità, odio (le anomalie nello sguardo di un bambino saranno ampiamente descritte nel capitolo sull'autismo infantile).

È principalmente attraverso lo sguardo che è possibile comprendere le caratteristiche essenziali delle manifestazioni espressive. Quando emettiamo costantemente espressioni, ciò avviene in modo involontario e inconsapevole (poiché avviene anche attraverso circuiti nervosi vegetativi, cioè autonomamente); non "facciamo" questo, ma ci accade, si svolge dentro di noi. Questo processo di espressione corrisponde poi all'impressione che queste manifestazioni suscitano negli altri, nell'osservatore e partecipante. Questa impressione avviene innanzitutto inconsciamente, come un processo intuitivo e olistico, non composto da parti (quando si vede una persona arrabbiata, non si sommano i segni vegetativi descritti sopra, poiché probabilmente non ci sarebbe tempo per proteggersi dalla loro aggressività), ma viene compresa in un unico "sguardo", "in ictu oculi". Tuttavia, coloro che lo vivono sono anche capaci di rendersi conto di questi processi che avvengono in loro, di registrarli. Ma proprio con questo processo di intellettualizzazione iniziano anche le possibilità di errore. Quello che era infallibile come impressione può facilmente diventare falso quando si cerca di interpretarlo. È qui che risiedono le possibilità di errore nel tentativo di giudicare gli individui. Spesso, dopo lunghe e amare esperienze, si riconosce che la prima impressione immediata era corretta e le interpretazioni successive dell'intelletto hanno portato a errori.

Neuropatia

Le manifestazioni espressive rivelano non solo le emozioni che animano il bambino nel momento presente ma anche posture prolungate, incluse anomalie negli adattamenti del sistema nervoso autonomo. Spesso si osserva una reazione del sistema autonomo, definita "distonia vegetativa" o "neuropatia" (preferiamo questo termine neutrale poiché non fornisce indicazioni sull'eziologia, a differenza del termine "nevrosi" che definisce le manifestazioni unicamente in base a situazioni esterne). L'aspetto è riconoscibile, in particolare attraverso reazioni eccessive dei vasi sanguigni della pelle. Così, un bambino può apparire spaventosamente pallido, al punto che la madre teme una grave anemia. Tuttavia, gli esami del sangue mostrano livelli di emoglobina completamente normali. Ma i capillari della pelle del viso sono sotto eccessiva tensione ("anemia nervosa"). Tuttavia, in un momento di eccitazione improvvisa, il viso può improvvisamente arrossire come il sangue. In questi bambini nervosi, si verificano altre variazioni peculiari nei vasi: a volte solo le orecchie diventano di un rosso acceso, o persino solo un orecchio! Le ghiandole sudoripare a volte adottano un comportamento strano: solo la parte superiore del naso è coperta da grandi gocce di sudore. Anche la troficità (crescita dell'organo) è controllata vegetativamente e si trovano anomalie nei bambini con neuropatia: la pelle è troppo sottile e "carente di vitalità", ad esempio intorno agli occhi, la pelle manca così tanto di "elasticità" che le vene intorno al globo oculare diventano visibili, circondando gli occhi con un alone scuro. Tale aspetto è sempre correlato a disturbi comportamentali nervosi. Così, questi bambini hanno davvero "scritto sul viso" e "sul corpo". È sorprendente che la natura nervosa non si rifletta ugualmente nello sguardo. Ci sono modelli opposti - come in altri aspetti: a volte uno sguardo particolarmente brillante, che indica anche un'eccitabilità emotiva aumentata (mediante l'aumento dell'umidità congiuntivale). Tuttavia, possono anche esserci momenti di rilassamento o addirittura sguardi costantemente opachi e privi di vita, che rivelano il vuoto mentale che determina il loro modo di reagire. I bambini stessi e il loro ambiente sono spesso tormentati da inquietudine motoria, in particolare da un'agitazione mimetica intensa. Ciò può portare a tic facciali, con movimenti ondulatori e bruschi sul viso; gli occhi sono particolarmente irrequieti. Ma l'attività motoria di tutto il corpo è anche irrequieta: questi bambini si agitano e si dimenano sulle sedie (a volte la sedia cade, causando un forte rumore a scuola, disturbando l'insegnante e tutta la classe). I movimenti sono così bruschi che si potrebbe pensare alla corea, un "movimento coroidale" (ma la diagnosi differenziale è facile da stabilire: se i movimenti specifici in questione vengono interrotti rigorosamente e viene richiesto un movimento mirato, come lanciare una palla, viene eseguito in modo completamente coordinato, a differenza della corea minore). Non avremmo descritto gli aspetti fisici dello stato neuropatico in modo così dettagliato se non fornissero indicazioni chiare dei sintomi psicologici e dei disturbi comportamentali di questi bambini. La "distonia" del sistema vegetativo deve manifestarsi anche a livello psichico, poiché queste funzioni sono ciò che connette e sente gli altri, permettendo all'organismo di "aggrapparsi al mondo con organi fermamente impegnati" (Faust). Quando il sistema vegetativo è squilibrato e tende verso reazioni eccessive, sia l'armonia psichica che le relazioni con l'ambiente vengono disturbate. E così, troviamo inquietudine, irritabilità, scoppio emotivo aumentato e incontrollabile, che causano sofferenza per i bambini e per coloro che li circondano. Sono particolarmente lamentabili i disturbi nella capacità lavorativa durante gli anni scolastici ed è in questa fase che la sintomatologia descritta raggiunge il suo apice (è meglio controllata dalla personalità in via di sviluppo in seguito). I bambini non riescono a concentrarsi - una buona espressione: l'attenzione, il pensiero e l'energia lavorativa devono essere diretti verso un centro, l'obiettivo del compito, bloccando allo stesso tempo tutti gli altri stimoli in entrata; invece, sembra che i bambini si "esauriscano" (il che è chiaramente visibile nel loro sguardo e tono), o sono distratti da tutto ciò che accade intorno a loro ("attenzione passiva"). Sebbene siano motivati a ottenere buoni risultati nei test che hanno un forte "carattere di incentivo", falliscono nell'ambiente scolastico e nelle situazioni di compito, il che presenta un dilemma tragico per loro durante gli anni decisivi. (I metodi pedagogici di concentrazione saranno trattati in un altro capitolo del libro). Come dimostra un'ampia esperienza, le peculiarità vegetative che si manifestano direttamente nelle manifestazioni espressive sono sistematicamente correlate a disturbi comportamentali nei bambini neuropatici. Quando si impara a "osservare" le manifestazioni percettibili, la natura di questi bambini si rivela e questa conoscenza può anche avere implicazioni terapeutiche, sia per i bambini con metodi pedagogici di recupero che per il loro ambiente con la terapia ambientale. Per molto tempo si è cercato di distinguere tra disturbi "funzionali" (in cui il funzionamento è anormale ma non c'è indicazione di lesioni anatomicamente osservabili) e disturbi "organici", in cui possono anche essere identificate modifiche del substrato del sistema nervoso. Questa distinzione è certamente giustificata e ha anche importanti conseguenze. Tuttavia, è necessario essere consapevoli che in molti casi una separazione chiara non è possibile, poiché nel regno degli esseri viventi in generale spesso non c'è né questo né quello, ma piuttosto "sia questo che quello". E bisogna ammettere che è difficile concepire che le manifestazioni vegetative anormali che abbiamo descritto potrebbero verificarsi senza modifiche "organiche" del substrato nervoso; i nostri attuali metodi di indagine semplicemente non sono abbastanza raffinati per rilevarli. Pertanto, il dibattito tra "organico" e "funzionale" è in definitiva inutile, anche se lo scienziato cerca sempre distinzioni concettuali e classificazioni chiare.

Ora cerchiamo di distinguere i disturbi cerebrali organici dalla "neuropatia" (i disturbi specifici saranno affrontati in altre parti del lavoro). Si può dire che tutti i sintomi sono più massicci e visibili come deficit nella funzione normale; tuttavia, non sono sempre evidenti a prima vista ma si rivelano attraverso esami specifici. In ogni singolo caso, le funzioni più importanti devono essere esaminate, i disturbi ricercati, gli effetti di un deficit sull'intera persona compresi e diverse patologie comuni diagnosticata correttamente. Cominciamo affrontando i deficit sensoriali, in particolare nel dominio dell'organo visivo. Le anomalie oculari maggiori, spesso causate da embriopatie che colpiscono la formazione dell'organo, sono facilmente riconoscibili ma non sono suscettibili di trattamento. Un problema molto più frequente ed estremamente critico è lo strabismo nei bambini, spesso trascurato e sottovalutato ma dannoso (per evitare le doppie immagini, il bambino sopprime l'immagine retinica di un occhio, portando a ambliopia strabica, dove il bambino vede solo con un occhio); il trattamento è lungo, richiede l'uso di dispositivi e il coinvolgimento di molte persone e ci sono ancora troppo pochi posti nel paese dedicati a questo compito.

Purtroppo, non è ancora scontato che all'ingresso a scuola, o persino all'asilo, venga eseguito un esame visivo sufficientemente accurato da parte del medico scolastico per rilevare anomalie di rifrazione, in particolare la miopia; il bambino che non riesce a vedere ciò che è scritto sulla lavagna o ciò che accade sui cartelloni murali soffre indifeso e rimane indietro nelle prestazioni. Eppure, il disturbo potrebbe essere completamente compensato con adeguate correzioni visive! I disturbi uditivi sono ancora più significativi per le prospettive future dei bambini. La diagnosi differenziale: deficit uditivo - disturbo del linguaggio centrale (eventualmente combinato con compromissione sensoriale) - ritardo mentale - disturbo di interazione (chi non ha relazioni con altre persone non "ha bisogno" del linguaggio per comunicare) è molto difficile e richiede molta esperienza e una buona comprensione delle peculiarità dell'infanzia. Gli esami completi devono essere condotti molto presto, non appena sorgono i primi sospetti; poiché l'apprendimento del linguaggio dovrebbe iniziare allo stesso tempo in cui il bambino uditivo sviluppa il linguaggio - durante questa fase sensibile, le prospettive sono le migliori. Nell'infanzia, è utile la "audiometria ludica" (il test deve avere un forte carattere incentivante per il bambino; l'esaminatore ha bisogno di una buona empatia per valutare correttamente le reazioni del bambino); con alcune limitazioni, anche l'"audiometria computerizzata" è utile, valuta i potenziali evocati cerebrali basati sulle impressioni uditive. I residui uditivi esistenti devono essere rafforzati con apparecchi acustici. Soprattutto, è necessario un coinvolgimento intensivo della madre e del logopedista per i neonati e i bambini in età scolare. Ma questo è davvero necessario considerando ciò che il linguaggio rappresenta nella vita umana. Senza di esso, l'interazione con il mondo e soprattutto con altre persone rimane a un livello primitivo; persino una persona sorda normale quasi mai impara il pensiero astratto e concettuale. Lo strumento dell'attività umana è la funzione motoria. Ed è molto incline a disturbi a causa dei suoi lunghi percorsi di innervazione e circuiti complessi. In particolare, è degna di nota la paralisi cerebrale infantile, descritta in modo classico oltre 100 anni fa da John Little con le sue diverse forme e chiamata con il suo nome: spastica, atetosica, atassica, atonica. Il progresso terapeutico decisivo degli anni recenti sta nel riconoscere che i risultati del trattamento sono molto migliori quando il trattamento inizia presto, cioè nei primi mesi di vita, prima che si sviluppi una spasticità più grave. Pertanto, è essenziale eseguire rapidamente screening sui bambini a rischio, preferibilmente all'interno di un "programma per bambini a rischio", in cui i neonati prematuri e i bambini con una storia di gravidanza o parto difficile vengono chiamati per esami approfonditi e, se necessario, trattamento. Esistono diversi sistemi di trattamento (Bobath, Vojta), ma è cruciale che la madre venga addestrata a diventare una terapeuta e venga monitorata regolarmente.

È anche importante sottolineare che il trattamento non dovrebbe limitarsi ai cambiamenti riflessi e di tono attraverso metodi di fisioterapia, ma dovrebbe abbracciare l'intero bambino e il maggior numero possibile delle sue funzioni. La sensibilità dovrebbe essere sviluppata (essa forma un "circolo funzionale" con le capacità motorie - e una potenzia l'altra); giocare con sabbia e acqua è risultato vantaggioso; la masticazione viene particolarmente allenata, non solo per scopi alimentari, ma anche come requisito preliminare per il linguaggio; i giochi con materiali diversi offrono stimolazione intellettuale; e infine, coloro che lavorano con bambini con paralisi cerebrale devono possedere una speciale capacità di connessione - e anche di affascinare. Ciò che è appena stato detto si applica a tutta la pedagogia curativa; tuttavia, i bambini spesso ridotti al loro livello complessivo di personalità, come descritto sopra, richiedono metodi pedagogici particolarmente potenti!

Per il destino dei bambini con disturbi cerebrali, è cruciale determinare in che misura le loro funzioni intellettuali siano compromesse. Mentre i deficit sensoriali e motori possono essere compensati, o addirittura sovra-compensati, in individui con personalità altrimenti intatte, ciò è molto più difficile nei casi di deficit intellettuali più marcati. Pertanto, un test di intelligenza è essenziale per valutare questi bambini, che il medico abbia acquisito sufficiente esperienza in questo campo o cerchi collaborazione con uno psicologo.

Naturalmente, il valore del "quoziente d'intelligenza" (QI) è molto importante. Se il QI è molto basso, non si può prevedere lo sviluppo di un livello critico di abilità, che è essenziale per far fronte alle richieste della vita. Tuttavia, anche nei bambini con disturbi cerebrali organici, ci sono differenze qualitative significative in questo ambito.

Spesso vediamo bambini il cui pensiero astratto e logico è limitato, ma alcune funzioni pratiche della vita sono relativamente ben sviluppate. Sono più istintivi che lucidi e possono gestire richieste semplici. Se ben supportati da una scuola speciale, seguita da formazione professionale e eventualmente dal coniuge in seguito, possono condurre una vita autonoma e appagante. Poi ci sono tipi completamente opposti: certe funzioni intellettuali sono ipertrofiche, oltre la normale gamma. Un esempio grottesco di ciò sono gli "automatismi della memoria": accumulano una moltitudine di informazioni inutili, come tutte le festività dell'anno (li chiamiamo "uomini calendario"), o dati meno utili come gli orari dei treni, i numeri di telefono, i numeri di conto bancario, ecc. Possono poi recitare tutto questo come automi, con voce monocorde, non appena la loro memoria è stimolata. Somigliano ai bambini autistici (di cui parleremo in una sezione successiva), sebbene a un livello molto più basso. Quello che hanno memorizzato non li aiuta a far fronte alla loro situazione. In realtà, sono completamente persi in tutti i domini pratici e in genere possono vivere solo in istituzioni, dove diventano personaggi grotteschi. Ma altri tratti assurdi si possono trovare anche nei bambini con disturbi cerebrali: collezionano oggetti inutili che ammassano nelle loro stanze o inventano macchine insensate. Per capire tali cose, bisogna naturalmente interessarsi e impegnarsi in discussioni con loro. Sarebbe certamente inutile cercare di togliere queste caratteristiche, poiché è all'interno di queste che trovano appagamento nella vita!

Dopo aver affrontato il dominio intellettuale, dobbiamo comunque discutere della fisicità degli individui con disturbi cerebrali organici. I disturbi endocrini non sono rari, il che non è sorprendente poiché le lesioni ipotalamiche si verificano frequentemente dopo l'encefalite, una regione in cui ha luogo il "comando superiore" dei sistemi endocrini. In particolare, ci sono sintomi chiaramente legati a una base cerebrale nel caso della ghiandola pituitaria, come disturbi della crescita, ma anche diabete insipido.

Interessanti sono i disturbi "trofeo" del corpo causati da disfunzioni cerebrali (la prova che tutti i processi di crescita sono diretti dal cervello). In particolare, a lungo dopo le lesioni cerebrali precoci, si può osservare che la faccia cranica si sviluppa in modo unico. C'è ipertrofia della parte centrale del viso, dalla radice del naso verso il basso, che colpisce le mascelle superiore e inferiore; questa parte è avanzata e tozza, talvolta i denti si divergono come nella mascella di un cavallo. Il volto assomiglia quindi in modo sorprendente al tipo Neanderthal (ci si potrebbe chiedere: può una lesione cerebrale portare a un "gradino primitivo", un "ritorno indietro" a formazioni primitive già superate dall'evoluzione?). I disturbi trofici si trovano anche in individui con disturbi cerebrali in altre parti: le articolazioni delle dita sono anormalmente elastiche, probabilmente a causa della lassità della capsula articolare; talvolta, le falangi terminali sono particolarmente appuntite o, al contrario, particolarmente larghe, divergendo così dalla norma in una direzione.

Si possono ipotizzare tali collegamenti perché altri segni di disturbi cerebrali organici sono sempre presenti. D'altra parte, tali sintomi servono come indicatore che si è verificata una tale lesione e possono essere presi in considerazione per scopi diagnostici. Nel complesso, tali osservazioni indicano che l'organismo è "strutturato" secondo determinate leggi di sviluppo; ancora una volta, la patologia è un'insegnante di fisiologia, che ci aiuta a capire ciò che è molto più complesso nel normale attraverso il patologico.

Se vengono individuati segni di epilessia nella storia medica, è assolutamente necessario eseguire un elettroencefalogramma (EEG). Questo è già importante perché le crisi cerebrali possono essere trattate medicalmente.

I molteplici disturbi comportamentali dovuti a lesioni cerebrali saranno affrontati altrove (sindrome psicopedagogica esogena precoce). Tuttavia, a questo punto, va menzionato che se il comportamento di un bambino è particolarmente problematico e difficilmente influenzato dai mezzi educativi, si dovrebbe sempre considerare un disturbo organico e investigarlo approfonditamente. È importante che il medico attiri l'attenzione dell'educatore sulla presenza di tali sintomi; in caso contrario, rischiano di interpretare erroneamente il comportamento e adottare approcci sbagliati nell'educazione, il che sarebbe dannoso per il bambino.

"Psicopatici", "Varianti del carattere"

Pertanto, mentre il medico è obbligato a cercare diligentemente segni di cause cerebrali organiche dietro le difficoltà comportamentali, all'altro estremo dell'ampio spettro delle possibilità umane ci sono tipi di bambini al di fuori della norma in cui i sintomi neurologici sono cercati invano, anche nel senso più ampio. Il termine "psicopatico" era utilizzato dai primi psichiatri per tali tipi; oggi, vi sono forti riserve contro questa classificazione, con le quali essenzialmente concordiamo. Ma in alcuni casi, ci riferiamo anche al comportamento psicopatico. Kurt Schneider, che ha stabilito un sistema di tali tipi anomali, ha tentato una definizione: i psicopatici sono individui che soffrono delle loro difficoltà interne e il cui ambiente soffre anche delle loro difficoltà. Tuttavia, questa definizione è piuttosto vaga: si applicherebbe alla grande maggioranza di tutti i disturbi possibili (inclusi quelli di origine cerebrale organica). Questa definizione di psicopatia trascura anche il ruolo che l'ambiente svolge nei primi anni di vita di un bambino, causando, mantenendo e amplificando le difficoltà. Tuttavia, siamo anche dell'opinione che ci siano comportamenti innati (derivati anche dall'ascendenza) che si manifestano in ogni tipo di situazione ambientale e che possono effettivamente essere qualificati come "psicopatici". Un esempio di questa prospettiva sarà descritto nella sezione sull'autismo infantile.

Come si raggiunge la diagnosi di tali quadri clinici? Si parte dalla storia che descrive i comportamenti anomali, ma soprattutto dalle manifestazioni di contatto e dal contenuto dell'esame. Sia le informazioni dai genitori che il comportamento del bambino durante le interviste e gli esami forniscono già indizi importanti; si "guida" basandosi su questo e si modellano le domande successive in base alle reazioni del bambino. Così, l'immagine prende forma.

Se il bambino ha difficoltà a parlare, inizialmente ci si astiene dal cercare risposte da loro e invece si offre materiale ludico così avvincente e "stimolante" che non possono sfuggirvi (il materiale sviluppato dall'ingegnosa Maria Montessori è particolarmente adatto a questa età). In questo modo, mentre il bambino si immerge nella situazione, inizia il consolidamento del contatto, anche se inizialmente inibito dalla paura o dalla resistenza, e poi il percorso verso il contatto verbale non è lontano!

È ovvio che non si deve dare istruzioni o persino rimproveri troppo presto. Questo bloccarebbe il percorso della conoscenza, poiché il bambino non si rivelerebbe più come sono veramente; diventerebbero sospettosi, ritirati - o potrebbero iniziare a mentire per presentarsi sotto una luce migliore. Il percorso giusto è piuttosto lasciare che il bambino scopra da solo come si relazionano a se stessi e alla loro situazione. Se traggono conclusioni da questa autocomprensione, è molto più probabile che siano profonde e durature rispetto a qualsiasi cosa imposta o dettata dall'esterno. Tuttavia, ovviamente, l'adulto che guida la conversazione - che sia il medico, l'insegnante, lo psicologo o l'assistente sociale - ha la propria opinione e posizione morale, e il bambino deve notarlo; ma devono arrivare a se stessi, mettersi a disposizione della persona che hanno già riconosciuto come affidabile, qualcuno che non deve solo essere quello che esamina freddamente ma che dovrebbe sentirsi impegnato verso il bambino. Così, (come abbiamo spiegato nel capitolo sulle interviste mediche), diagnosi e terapia, riconoscendo le particolarità del bambino e il comportamento pedagogico-terapeutico dovrebbero intrecciarsi.

La relazione interpersonale libera - come abbiamo descritto in questa sezione - e i metodi di esame psicologico precisi, test ingegnosamente sviluppati che offrono buone possibilità di confronto attraverso la normalizzazione e quindi basi diagnostiche solide, dovrebbero anche andare di pari passo. A seconda dell'istituzione e delle personalità che vi lavorano, dovrebbe essere deciso se una persona gestisce e utilizza più metodi o se un team ben coordinato condivide il lavoro ma poi raccoglie i risultati per formare un quadro valido del bambino.

VI/ DISTURBI CEREBRALI MINIMI (1982)

Disturbi "minimi" e "massimi"

Ultimamente c'è stata molta discussione riguardo ai disturbi che rientrano in questo ambito. Dopo lunghe discussioni sulla terminologia, il termine "paralisi cerebrale minima" viene ora utilizzato meno spesso perché i disturbi del movimento possono essere così lievi che il termine "paralisi cerebrale" non è più appropriato. Invece, si preferisce utilizzare "disfunzione cerebrale minima" o "DCM" poiché esprime più chiaramente la complessità dei disturbi con il termine "disfunzione". Tuttavia, il termine "minima" può essere fuorviante. Certamente, i sintomi motori possono essere così sottili da poter essere diagnosticati solo con metodi sottili, o ancora meglio, con un acuto senso di osservazione del comportamento motorio complessivo. Ma le perturbazioni comportamentali strettamente legate ad essi sono tutto tranne che "minime"; al contrario, possono essere massime, facendo risaltare i bambini in modo significativo e disturbante all'interno di un gruppo, al punto che talvolta sembra necessario escludere il bambino dalla classe o dal gruppo dell'asilo - e ciò mette in discussione il futuro sociale di un bambino del genere. Gli educatori, così come i medici e gli psicologi, commettono un grave errore nel non riconoscere la natura organica dei disturbi. Vedono il bambino come "difficile", cercano di affrontare questa "difficoltà" mediante mezzi disciplinari che rimangono tipicamente inefficaci, portando all'escalation di misure repressive e talvolta persino abusi quando gli educatori perdono il controllo. Questo illustra già la gravità a volte tragica della situazione.

Anche e soprattutto in questa area, l'assistenza deve iniziare con la comprensione delle connessioni. Anche se la letteratura sulla "DCM" si è considerevolmente ampliata, riguarda principalmente un aspetto del problema, spesso disturbi motori (dal punto di vista dei medici, dei pediatri o dei neuropediatrici) o solo il fallimento di determinate funzioni mentali (dal punto di vista degli psicologi). Tuttavia, qui è importante cercare di vedere il bambino come un tutto e integrare le perturbazioni comportamentali nell'immagine complessiva.

Funzione Motoria

Tuttavia, l'osservazione dei disturbi motori può guidare la diagnosi. Pertanto, dovrebbero essere descritti prima. Durante un accurato esame neurologico, possono certamente essere trovate anomalie - nel tono muscolare (tono muscolare aumentato, spasticità, o tono ridotto, ipotonia, o addirittura tono variabile), nei riflessi (ad esempio, sotto forma di schemi di movimento patologici, persistenza di schemi di movimento primitivi); un segno significativo è l'adiadococinesia o ipodiadococinesia (difficoltà di velocità e abilità durante la pronazione e la supinazione rapida dell'avambraccio); una deformazione del dito nota come "dito a baionetta" (su dita estese, iperestensione all'articolazione centrale del dito, flessione all'articolazione distale, in ogni caso, una disturbo dell'armonia del movimento del dito). L'asimmetria, uno dei segni neurologici descritti, dovrebbe anche essere presa in considerazione. Tuttavia, crediamo che non si tratti solo di eseguire il maggior numero possibile di test riflessi. I disturbi motori possono essere rilevati più rapidamente e in modo più affidabile osservando sequenze motorie complesse nel bambino: ad esempio, chiedendo loro di dimostrare come formare e lanciare una palla di neve; questo non solo rivela disturbi motori ma anche deficit nella rappresentazione dell'azione (aprassia), e il conseguente disturbo del movimento di oscillazione - accompagnato da sintomi psicologici associati - è anche significativo. Le difficoltà a stare in piedi o saltare su una gamba (soprattutto considerando le differenze laterali), salire o scendere le scale senza fermarsi, camminare in punta di piedi o sui talloni o sedersi (asimmetria, difficoltà ad estendere il ginocchio, tendenza a camminare in punta di piedi, incapacità di toccare le punte dei piedi con ginocchia estese) mostrano all'osservatore che sa "guardare" i movimenti molte cose. La funzione motoria può essere variamente disturbata nella regione della testa: difficoltà a masticare (che possono anche essere identificate nella storia medica precoce del bambino), goffaggine nei movimenti della lingua, ma soprattutto disturbi del linguaggio. Date le complessità delle innervazioni, che riflettono l'integrazione di numerose funzioni cerebrali, non sorprende che lesioni cerebrali anche lievi spesso comportino disturbi motori del linguaggio. Errori nell'articolazione (produzione errata di determinati suoni, soprattutto suoni "s" - sigmatismo - o suoni "r"), ma anche una scarsa articolazione generale, pronuncia poco chiara (rendendo difficile comprendere il discorso del bambino); la frequente ipersalivazione in caso di lesione cerebrale può anche rendere il discorso confuso. Lo zoppicare rientra senza dubbio in questo ambito: è spesso possibile dimostrare o rendere molto probabile che questo fastidioso disturbo del flusso del linguaggio abbia cause cerebrali organiche - oltre a fattori ereditari e in concomitanza con fattori "nevrotici". Lo stesso vale per i tic, soprattutto quando questi movimenti involontari sono molto complessi, estesi, portano a eventi più complessi (suoni di campanello, ma anche formulazioni di parole stereotipate, offensive, spesso anche coprolaliche - dimostrando così l'emergere di strati oscuri di impulsi), quando l'immagine clinica si evolve in "disturbi da tic" (Gilles de la Tourette) (si noti che, oltre alla psicoterapia, il trattamento farmacologico con neurolettici ha anche le sue possibilità in tali casi). Le anomalie motorie sono generalmente evidenti anche per i non esperti e quindi possono servire come guide diagnostiche.

Sintomi psicologici

Le carenze psicologiche sono molto più sfidanti da individuare e comprendere in dettaglio (anche se hanno ripercussioni nella vita quotidiana, soprattutto nell'ambiente scolastico). Dovremmo ribadire qui quanto discusso nel capitolo precedente sul "sindrome psicopedagogico esogeno precoce": la disfunzione organica del cervello porta - se cerchiamo di ridurla a un denominatore comune - a una disintegrazione delle funzioni cerebrali che normalmente costituiscono l'unità della persona umana nella percezione, nella volontà e nell'azione. Un esempio di ciò è il disturbo della percezione delle forme, che può verificarsi anche con lievi disturbi cerebrali. Quando vediamo qualcosa, non sperimentiamo solo un'aggregazione di punti sulla retina come avviene sulla retina; grazie alla grande capacità di integrazione del cervello, ci viene rivelata una "forma". Tuttavia, questa capacità può essere compromessa in vari gradi, come dimostrano gli studi psicologici (gestalt). Un tale disturbo può essere la causa di difficoltà di apprendimento, ad esempio la dislessia (un disturbo della percezione della forma delle lettere e delle parole). La pratica paziente, basata sulla comprensione del disturbo, può certamente apportare un miglioramento significativo al bambino, che è ancora in fase di sviluppo delle sue funzioni cerebrali. È anche chiaro che i disturbi della percezione di questa natura possono aumentare le richieste di concentrazione sul lavoro di uno studente fino al punto di causare il fallimento - una delle cause dei problemi di concentrazione spesso lamentati dagli studenti oggi. Questo richiede che psicologi ed educatori lavorino in squadra per trovare modi - con un singolo bambino o, ancora meglio, con un gruppo - per migliorare queste difficoltà che interferiscono non solo con il destino accademico ma anche con il destino di vita di un bambino.

Disturbi del comportamento

Ciò ci porta a discutere dei disturbi comportamentali, che possono presentare sfide "massime" in questa deviazione erroneamente definita "paralisi cerebrale minima". Nella maggior parte dei casi, non sono solo i disturbi intrinseci nel bambino risultanti dalla "disfunzione" cerebrale, ma sono ulteriormente esacerbati dalla comprensione errata e dalla risposta inadeguata dell'ambiente del bambino - genitori, compagni nel gruppo sociale e insegnanti. In questo modo, si sovrappone in modo fatale una "neurosi secondaria". Per quanto estesa possa essere la letteratura scientifica sui disturbi motori e sui deficit psicologici individuali nella "DCM", c'è poca informazione utile disponibile per il trattamento dei disturbi comportamentali (forse anche perché queste manifestazioni non sono facilmente misurabili e non possono essere catturate statisticamente). Nelle relazioni interpersonali, le qualità estetiche giocano indubbiamente un ruolo significativo, anche se i partner in queste relazioni potrebbero diventarne consapevoli solo in misura minore. Tuttavia, i bambini nel gruppo affrontato in questo capitolo si distinguono chiaramente da ciò che è considerato "bello" e "piacevole". Anche le loro espressioni facciali spesso sono diverse: troppo immobili, rigide o addirittura peculiari, non esprimendo chiaramente emozioni interne - e quindi fraintese dagli altri, percepite come straniere o addirittura ostili. Il disturbo diventa ancora più evidente nel campo delle abilità motorie, specialmente nelle funzioni motorie fluide e nelle attività più complesse dell'infanzia. Al contrario, vogliamo descrivere come si comporta un bambino normale in una situazione concreta. Il ragazzo entra in classe con un passo saltellante, cogliendo immediatamente la situazione con uno sguardo rapido e impegnandosi prontamente con i suoi compagni. A volte, ciò potrebbe sfociare in una rissa tra ragazzi e certamente serve al fine di esercitare le forze fisiche e psicologiche nell'infanzia. Non è spiacevole da osservare per l'educatore; entrambi gli avversari sono abbastanza abili da evitare danni gravi. Questo richiede assolutamente un senso di giustizia - è vile, come tutti sanno, mettere seriamente in pericolo l'altro; e anche quando uno è molto arrabbiato con l'altro, non arreca danni reali. Al contrario, quanto miseramente si comporta un ragazzo affetto dal disturbo che stiamo descrivendo! Quanto si presenta in modo goffo, irritando gli altri al punto che lo deridono e lo attaccano perché hanno subito riconosciuto la sua goffaggine. Il fatto che non osa gettarsi nella mischia non gli aiuta affatto, ma aumenta solo le aggressioni del gruppo. Non può proteggersi, e spesso gli accade qualcosa di peggio (i denti anteriori rotti sono una sorta di "biglietto da visita" per il suo tipo). Ma può anche infliggere danni pericolosi all'avversario: non calcola con precisione la forza dei suoi colpi, e più delle sue abilità motorie disturbate, gli manca il senso precedentemente descritto di una lotta leale con le inibizioni ad essa associate. In alcuni casi, questo è più che semplicemente innervazione e coordinazione muscolare: fin dall'inizio, il bambino ha un'idea alterata di una sequenza di azioni; non può implementare nulla. Ciò è indicato come "aprassia" - ed è proprio questo che lascia i bambini così confusi e impotenti nel mondo. Ciò può essere facilmente verificato assegnando al bambino il compito di un'azione complessa, come formare e lanciare una palla di neve o accendere una candela.

Ma l'atteggiamento di questi bambini verso l'autorità dell'insegnante è anche gravemente disturbato. Sono visti come terribilmente cattivi, disobbedienti, indisciplinati. Le misure disciplinari, le punizioni, non li portano a reagire meglio; sembrano rimanere inefficaci. Pertanto, non è raro che vengano esclusi dalla classe o dalla scuola, con tutte le conseguenze dannose per il loro futuro. Ma sono davvero così insopportabilmente cattivi? Vengono colti così spesso quando fanno qualcosa di sbagliato! Il "ragazzo normale", che si compiace delle sue marachelle e porta anche gioia agli altri, sa esattamente quando l'insegnante guarderà nella sua direzione e poi assume un'espressione angelica, continuando quando l'occhio vigile dell'insegnante si gira altrove. Tuttavia, il ragazzo nel nostro gruppo, che è tipicamente istintivamente disturbato, continua e viene colto dall'insegnante. È il peggiore agli occhi dell'insegnante, quello incorreggibile, insopportabile. Tali bambini possono essere istigati dagli altri a fare qualsiasi cosa, senza pensarci alle conseguenze, o persino senza essere in grado di valutarle. E quando ciò accade, i veri fautori di marachelle ottengono un duplice vantaggio: l'insegnante è molto irritato e l'incompetente è caduto nella trappola, ricevendo una punizione, che è piacevole da vedere per gli altri! Questo disturbo inevitabilmente fa di questi bambini bersagli di scherno da parte dei loro compagni. È del tutto sbagliato credere che una madre pensi che suo figlio abbia avuto così tanti problemi in questa classe, che sia stato maltrattato qui. Ma se viene trasferito in un'altra scuola, le cose continuano allo stesso modo; perché la situazione conflittuale è intrinseca alla natura di questo bambino, attirano magneticamente le aggressioni e i tormenti degli altri. È innegabile che tali eventi ripetuti influenzino profondamente e traumatizzino un bambino. D'altra parte, bisogna capire quanto sia impegnativa la psicoterapia in un caso del genere, poiché le cause sono così saldamente radicate nella natura alterata del bambino a causa della disfunzione cerebrale.

Va sottolineato che questo disturbo, che porta a una così scarsa adattamento alla situazione reale, può benissimo essere associato a un'intelligenza normale o addirittura superiore. Le capacità di astrazione, il pensiero logico, sono generalmente intatte nei casi di "DCM" (un indicatore di ciò è il fatto che nel test di intelligenza per bambini "HAWIK" - Hamburg-Wechsler, la parte "verbale" del test, che valuta principalmente le abilità logiche, produce risultati molto migliori rispetto alla parte "azione" - test delle competenze pratiche). Tuttavia, questo spesso porta a grandi difficoltà nell'valutazione, ad esempio, da parte dell'insegnante: non si vuole considerare il comportamento come un disturbo in un bambino che sa pensare così bene, ragiona "con chiarezza acuta" (Morgenstern) (naturalmente, non si tiene conto della verità generale che il pensiero logico può deviare se non è legato, anche fuso, con una buona percezione della realtà, con dubbi sempre vividi sulla realtà delle fantasie del pensiero). Tuttavia, bisogna ammettere che questi disturbi non disturbano solo la disciplina in classe, ma anche l'atmosfera generale, l'"atmosfera" all'interno di un gruppo. Veramente all'estremo, tali bambini possono essere visti come respinti non solo dall'insegnante ma anche dai loro compagni (anche se bisogna prendere misure in questo senso!).

Disturbo istintivo

Ciò si riferisce a una perturbazione di queste importanti regolazioni che inizialmente avvengono inconsciamente e vengono definite "sensibilità", "sensibilità tattile", o ancor meglio, "istinto"; appartengono a stadi di sviluppo filogenetico ed ontogenetico più antichi dei processi di pensiero. Una caratteristica dei bambini disturbati a livello istintivo è che non sanno - o mancano del senso di - quando parlare e quando è meglio tacere. Si dice che "i pensieri sono liberi"; ma chi è veramente ancorato alla realtà certamente non lascia sempre che questi pensieri "si manifestino in parole"; altrimenti, potrebbero ferire gli altri e farsi del male! Tuttavia, questi bambini dicono ciò che pensano senza preoccuparsi, che sia adatto alla situazione o meno, che qualcuno sia disposto ad ascoltare o meno, o che violi il dovuto rispetto; criticano anche le autorità senza preoccupazioni. In realtà, ciò avviene con la ingenuità che caratterizza questi bambini. Ma ciò disturba particolarmente gli individui vanitosi e piace molto agli altri bambini nel gruppo che non oserebbero mai fare lo stesso. Ancora una volta, una situazione conflittuale che rende difficile la vita per questo bambino e gli altri! Il lettore attento avrà notato da quanto detto che ci sono somiglianze con i bambini autistici: difficoltà nelle relazioni interpersonali (che potrebbero anche essere definite disturbi del contatto), spontaneità accentuata senza riguardo alle necessità della situazione e espressioni più o meno disturbate. Queste somiglianze sono così evidenti che alcuni autori, in particolare Reinhart Lempp, considerano fondamentalmente il comportamento autistico come una "sindrome psicologica esogena della prima infanzia", ossia ritengono che sia dovuto a un disturbo cerebrale organico. Noi non aderiamo a questa opinione. Come verrà spiegato nel capitolo corrispondente, ci sono certamente bambini in cui l'"autismo" è "evidenziato" da un disturbo organico (vedi pagina 290); in generale, la storia familiare mostra anche che tali comportamenti si trovano in altri membri della famiglia, quindi bisogna supporre che ci sia una predisposizione in questa direzione, che certamente è "esogenamente" realizzata. Tuttavia, questo non è certamente il caso in tutte le circostanze. Anche dopo un esame molto accurato, spesso non vi è alcun segno di danni cerebrali. Ciò porta quindi alla necessità di una precisa diagnosi differenziale basata su una precisa esame neurologico, soprattutto attraverso la "diagnostica motoria", osservando i movimenti; è certo che verrà utilizzato anche l'EEG, anche se va notato che questo esame è spesso inconcludente, anche nei casi di disturbo cerebrale organico. Non è detto che le prospettive di intervento educativo e terapeutico dipendano essenzialmente o unicamente dalla presenza o assenza di un disturbo organico. Quello che conta di più sono le altre caratteristiche della personalità, in particolare il grado e le specifiche dell'intelligenza, la capacità di mantenere il contatto e le altre capacità di integrazione nel mondo reale.

Criminalità delle persone istintivamente disturbate

La prospettiva sociale talvolta si oscura per certi individui disturbati a livello istintivo quando cadono nella criminalità, commettendo furti, frodi e persino usurpazioni, che hanno una strana qualità fantastica (e li espongono rapidamente, al contrario della sofisticatezza dei truffatori freddi ed intelligenti). Dobbiamo essere consapevoli che la capacità di comportarsi socialmente, di non trasgredire leggi scritte e non scritte, non dipende esclusivamente dalla comprensione intellettuale delle realtà (naturalmente, la "comprensione del divieto" gioca un ruolo importante nella questione della "responsabilità", sia nella giustizia minorile che in quella per adulti). Ma non è solo questo: per quanto forte possa essere un bambino o persino un adulto nel voler affermare desideri egoistici, anche se ciò intacca i diritti degli altri, le normali inibizioni agiscono per impedire azioni antisociali.

E ciò avviene non solo perché si rende conto che verrà inflitta una punizione per fare qualcosa di proibito, ma anche perché ciò che avviene nella sfera emotiva di chi prende decisioni ha un peso ancora maggiore: avversione all'ingiustizia! Violare la legge sarebbe sacrilego - e l'azione sacrilega, chiamata "hybris" in greco, è il motivo centrale della tragedia antica, che mira a rivelare le leggi che disturbano il mondo; questo tema attraversa l'intera storia intellettuale dell'Occidente. E quando Goethe dice: "La paura è la parte migliore dell'umanità", si riferisce anche a questi sentimenti che influenzano le nostre azioni. Ciò implica che siamo legati a persone amate - genitori, insegnanti, autorità superiori - e non vogliamo deluderli; ciò li ferirebbe. Infine, abbiamo anche rapporti emotivi con noi stessi: l'intuizione di ciò che faremmo a noi stessi funge da potente avvertimento e protettore. I meccanismi di protezione falliscono tragicamente quando eventi sfortunati si verificano comunque nel "campo di battaglia della vita"; è disperazione quando in seguito, l'arpista di Goethe accusa le "potenze celestiali": "Ci condurrete nella vita, fate sì che i poveri diventino colpevoli - poi li abbandonate alla sofferenza: poiché ogni colpa si vendica sulla Terra!" Ma in tempi normali, questi momenti emotivi sono abbastanza forti da impedire azioni ingiuste. Il fatto che molte persone falliscano in questo senso è evidente nel loro comportamento peculiare dopo atti riprovevoli, un comportamento che sorprende molto il giudice, l'evalutore: il delinquente dichiara apertamente ciò che ha fatto, nei minimi dettagli, anche se è "normale" mentire - almeno per i bambini - o almeno negare ciò che si è fatto.

Ma qui, questi "meccanismi di protezione" falliscono: quando si parla con giovani individui disturbati, è come se non avessero il giusto rapporto con ciò che hanno commesso - eppure lo confessano con completa chiarezza intellettuale! (Questo "oggettività verso se stessi", che tuttavia significa una relazione disturbata con sé stessi, l'abbiamo descritta come un sintomo del comportamento autistico). La questione della responsabilità legale non è quindi così facile da rispondere. Un paragrafo (§ 10) della Legge austriaca sulla giustizia minorile - e corrispondentemente in altre legislazioni (§ 3 della Legge tedesca sulla giustizia minorile) - elenca due condizioni per un comportamento punibile: "comprensione intellettuale" e "capacità di agire in conformità con tale comprensione". La prima condizione ("comprensione") è generalmente facile da stabilire, soprattutto attraverso un test di intelligenza. Ma non è facile determinare definitivamente se qualcuno è

94

capace di agire in conformità con quella comprensione, specialmente nel momento della decisione e dell'azione. Il "mistero delle azioni umane" può davvero essere completamente compreso, sia dall'attore stesso che da un osservatore esterno? Non ci sono sempre state scuole filosofiche che pongono in dubbio la possibilità per l'attore di agire completamente liberamente? E che dire degli individui disturbati a livello istintivo, con i quali abbiamo osservato relazioni disturbate con se stessi e gli altri? Siamo convinti che la struttura degli ordini umani assuma libertà e responsabilità umana, che l'obiettivo dell'educazione in generale sia quello di guidare i giovani individui verso questo obiettivo, per quanto difficile possa essere. Questa libertà può certamente essere limitata o addirittura soppressa nei casi patologici (proprio per questo consideriamo questo, "ex contrario", come una prova importante della "libertà" dell'individuo sano e maturo!).

Per quanto riguarda il caso specifico, è un compito impegnativo per l'osservatore, come l'esperto in psichiatria dell'adolescenza, comprendere la personalità individuale dell'imputato, capire le loro reazioni e valutare l'adattamento o il non adattamento delle loro altre azioni. Nella giustizia minorile, la questione della maturità della personalità rispetto alla norma gioca un ruolo decisivo. Il criterio decisivo certamente non risiede nella capacità di provare o confutare danni cerebrali; ciò che ci sembra più cruciale è in che misura l'integrazione della personalità è intatta, in che misura qualcuno può conciliare la loro comprensione con la loro esecuzione. Gli studi precisi che abbiamo menzionato mostrano che esistono effettivamente casi in cui il disturbo istintivo descritto può essere associato a una lesione cerebrale causale. Indubbiamente, questa è la più evidente disturbo comportamentale causato da un danno cerebrale organico. Ma ci sono anche quadri clinici molto simili in cui è impossibile provare danni cerebrali.

Terapia

Infine, discutiamo la terapia per stati compresi nel campo medico. Se si ha esperienza in questo campo, è chiaro che i farmaci raramente possono dare risultati (questo può essere considerato nei casi di grave irrequietezza motoria, tic gravi; ma è necessario capire che mentre le reazioni possono essere mitigate in vari gradi, tali farmaci hanno i loro "effetti collaterali" - l'industria farmaceutica parla troppo eufemisticamente - e ciò può spesso portare a una diminuzione generale, ad esempio, della concentrazione e dell'attenzione sul lavoro; quindi, gli effetti desiderati devono sempre essere valutati rispetto ai possibili danni!). La psicoterapia che cerca di esplorare questi complessi e influenzarne la dinamica ha poche probabilità di successo - può essere efficace solo nel senso che, nella "terapia familiare", i genitori vengono guidati a evitare "nevrosi secondarie". Senza dubbio, il trattamento più importante rientra nel campo dell'educazione terapeutica. Una parte significativa di questo coinvolge la comprensione che il bambino soffre di un disturbo di origine cerebrale piuttosto che di malizia deliberata: quando non si sforzano durante gli esercizi fisici, non è che siano pigri, ma piuttosto non soddisfano le legittime richieste imposte agli altri; il bambino che non tiene puliti i quaderni, scarabocchia o non pratica sufficientemente la lettura, non è pigro, e reagisce a questo in vari modi, sia attraverso il ritiro, chiudendosi, o addirittura la depressione, o addirittura la malizia, l'opposizione, o addirittura l'aggressività (che può diventare pericolosa proprio a causa della loro goffaggine): la loro differenza, così come la loro maldestrezza, incita gli altri ad attaccarli - e tutto peggiora sempre di più! E naturalmente, gli errori istintivi descritti sopra provocano anche ostilità da parte dei compagni di classe e soprattutto dell'insegnante nei confronti di questo bambino. Questo porta a una sofferenza costante per il bambino quando l'insegnante, mancando di comprensione, cede alle loro emozioni e ricorre costantemente a misure punitive sempre più severe, lasciando il bambino indifeso. In tali casi, il medico scolastico, se ha sviluppato un occhio per tali particolarità, è il naturale difensore del bambino. Deve introdurre l'insegnante nelle realtà concrete e motivarlo ad aiutare a sua volta il bambino - e il primo passo importante è la comprensione. L'educatore capisce che le difficoltà comportamentali di un bambino derivano non dalla mancanza di volontà o da una malizia intenzionale, ma da un disturbo, quindi si avvicinano a loro in modo completamente diverso: con empatia, persino simpatia, li risparmiano invece di punirli, riducono le richieste poste al bambino secondo le sue capacità, preferibilmente in un modo che il bambino nemmeno si accorga, offrendogli così l'opportunità di riuscire, il che a sua volta serve come potente motivazione per il bambino. Cercheranno di scoprire gli aspetti positivi che persistono nonostante il disturbo, a volte addirittura eccezionali, come nel dominio intellettuale; perché anche qui ci sono "sovra-compensazioni", come Alfred Adler ha brillantemente descritto: nei casi di "deficit organico", ci sono opportunità non solo di compensare i deficit, ma anche di raggiungere cose eccezionali; è come se i difetti risvegliassero forze che non sono a disposizione della "norma". Abbiamo fatto dei confronti con i comportamenti autistici -

infatti, nel gruppo di bambini trattati, si osserva spesso una forte spontaneità e originalità di pensiero. Tuttavia, l'insegnante deve sicuramente considerare queste peculiarità del bambino, riconoscerle e incoraggiarle. Così, preparano un terreno molto più favorevole per la crescita e lo sviluppo del bambino. Tra i compiti importanti dell'educatore di tali bambini c'è anche influenzare il gruppo a favore del bambino. Abbiamo precedentemente descritto le difficoltà "naturali" tra loro e il loro gruppo sociale. Ma non si può semplicemente lasciare che le cose procedano così, perché questo comporterebbe danni da entrambe le parti. Naturalmente, non è facile migliorare questa situazione, e non avviene rapidamente. Tuttavia, si può favorire un'atmosfera migliore nel gruppo mostrando ciò di cui questo "brutto anatroccolo" (H.C. Andersen) è capace, gli sforzi che fanno per affrontare il loro disturbo. Così, un buon insegnante può davvero creare un'atmosfera di benevolenza nei confronti di un tale bambino. Naturalmente, spesso sarà necessario allontanare il bambino da situazioni pericolose - ad esempio, mandandoli in una commissiona durante la ricreazione o addirittura proteggendoli dall'aggressione del gruppo per strada verso la scuola. Importante quanto sia la comprensione verso un bambino con disturbi cerebrali, è necessario intraprendere molte azioni per migliorare la loro condizione. Questo riguarda principalmente il campo delle abilità motorie, in cui sono principalmente in ritardo. Mentre un bambino normale interagisce con il proprio ambiente attraverso il suo apparato motorio, che risponde obbedientemente senza sforzo con un buon "piacere di funzionamento" (Ch. Bühler), un bambino con disturbi in questo campo richiede stimoli più forti, ha bisogno di assistenza sia per le abilità motorie grosse (specialmente il movimento) che per le abilità motorie fini. E naturalmente, è essenziale rilevare e trattare il disturbo il prima possibile (idealmente dalla prima infanzia). A qualsiasi età, questo richiede una maggiore attenzione personale, richiede anche il fascino del fisioterapista così come un forte "carattere motivazionale" per gli esercizi richiesti.

Più giovane è il bambino, più cercheremo di coinvolgere la madre come "co-terapeuta": in tenera età, è lei a trasmettere all'infante il suo ambiente, con ragione ed emozione. Naturalmente, ciò richiede una guida costante e supervisione da parte di un fisioterapista qualificato. Per quanto la madre abbia il vantaggio di poter stabilire un contatto con il bambino, è necessario combattere in lei un atteggiamento erroneo chiamato "sovraprotezione": la madre che nota il ritardo del suo bambino rispetto ai comportamenti normali fin da piccolo è travolta dalla compassione e cerca di eliminare tutti gli ostacoli per il suo prezioso figlio disabile, rendendo più facili per loro compiti quotidiani che potrebbero mettere alla prova le loro abilità, anziché prendersi il tempo e la pazienza necessari per aiutarli abbastanza affinché il bambino non si scoraggi, ma concedendo loro comunque una certa autonomia.

Particolare peso deve essere dato alla stimolazione delle abilità motorie orali. Anche i bambini leggermente colpiti da disturbi cerebrali non trascorrono abbastanza tempo a masticare e respingono cibi solidi, preferendo continuare a usare il biberon. Ciò pone problemi nutrizionali, poiché il corpo in crescita del bambino ha bisogno anche di cibi ricchi di fibre e solidi. È anche importante notare che i movimenti corretti della bocca e della lingua sono una condizione preliminare per il linguaggio. Pertanto, è essenziale stimolare il bambino in questa area creando le condizioni giuste per il tono muscolare (controllo della testa e del tronco) e insegnando loro buone abitudini di movimento della mascella, della bocca e della lingua attraverso tecniche appropriate.

In seguito, oltre alla stimolazione individuale, può essere presa in considerazione la terapia di movimento di gruppo, con tutti gli stimoli che comporta: competizione, risultati in confronto agli altri, armonizzazione in un'atmosfera comune positiva (naturalmente, il leader del gruppo educativo deve essere in grado di personalizzare in modo preciso al fine di evitare esperienze frustranti per il bambino). L'assistenza fornita dall'insegnante deve essere applicata al momento giusto e nel posto giusto - in questo modo, il bambino acquisisce fiducia nelle proprie capacità e diventa un membro a pieno titolo del gruppo.

Disturbi specifici come i problemi di percezione delle forme o la nota dislessia richiedono metodi di aiuto specifici, che sono stati sviluppati di recente da un punto di vista psicologico. Lo stesso si può dire per i problemi di concentrazione nel lavoro, un problema che oggi va oltre il semplice campo medico e riguarda ampiamente la "norma": lavorare distrattamente a scuola e durante i compiti è diventato una difficoltà quasi ubiqua, diventando così un compito generale di gestione dell'apprendimento. Secondo la nostra opinione, si tratta di evitare esercizi meccanici privi di anima e "coinvolgere" i bambini con un investimento personale, affrontandoli con il contatto visivo e il discorso, offrendo loro metodi che li affascinino e li immergano in un'atmosfera produttiva. Oggi ci sono buoni strumenti disponibili che catturano l'attenzione dei bambini.

Trattare i problemi di concentrazione nei bambini - ancora una volta, non solo nei casi di problemi medici - giustifica tutti gli sforzi: il disturbo è "tipico per la fase" (a meno che non si tratti di forme estreme in un bambino con disturbi cerebrali organici), e sulla base della nostra esperienza, raggiunge il picco verso la fine della scuola primaria; tuttavia, nell'adolescenza, quando il giovane individuo raggiunge una nuova fase di consapevolezza e acquista un migliore autocontrollo, questo disturbo diminuisce naturalmente e i giovani imparano a lavorare. Tuttavia, se sperimentano solo fallimenti a scuola finché non possono ancora imparare in modo concentrato, perdendo così la possibilità di frequentare l'istruzione superiore, il loro futuro sociale è seriamente minacciato. Pertanto, è necessario assistere loro durante questo periodo critico.

Esprimiamo la nostra convinzione che anche i bambini con disturbi medici hanno un potenziale di sviluppo, e anche qui il medico è "il tempo come alleato". Questo disturbo è perfettamente compatibile con un'intelligenza buona, persino superiore alla media, che ovviamente migliora la prognosi. Bisogna comprendere questi bambini, talvolta proteggerli all'interno del loro gruppo sociale, fornirgli aiuto - e nella maggior parte dei casi, tutto questo offre buone prospettive.

VII/ IL BAMBINO PSICOLOGICAMENTE ANORMALE (1938)

Siamo nel mezzo di una profonda trasformazione della nostra vita intellettuale che ha coinvolto tutte le aree di questa vita, soprattutto la medicina. Il concetto chiave del nuovo ordine – che il tutto è più importante della parte e che le persone sono più importanti dell'individuo – ha dovuto portare profondi cambiamenti nella nostra attitudine qui, dove riguarda il bene più prezioso della nazione, la sua salute.

Non è mia intenzione discutere qui in dettaglio i cambiamenti specifici nel particolare campo della psicopatologia infantile. Siete consapevoli dei mezzi con cui cerchiamo di prevenire la trasmissione di un patrimonio genetico malato - in molti casi, si tratta di disturbi ereditari - e promuovere la salute genetica. Come medici, dobbiamo assumere pienamente le responsabilità che ricadono su di noi in questo settore.

Tuttavia, oggi, permettetemi di non affrontare il problema dal punto di vista dell'intera nazione - il che ci porterebbe a discutere principalmente la legge sulla prevenzione della procreazione da parte di soggetti affetti da malattie ereditarie - ma dal punto di vista dei bambini anomali. La domanda è cosa possiamo fare per questi individui. E quando li aiutiamo con tutta la nostra dedizione, rendiamo anche il miglior servizio alla nostra nazione - non solo impedendo a questi individui di gravare sulla comunità nazionale con i loro atti antisociali e criminali, ma cercando anche di aiutarli a trovare il loro posto come lavoratori all'interno dell'organismo vivente della nazione.

Per cominciare, sembra necessario definire un concetto: qualsiasi cosa che si discosta dall'ordinario, quindi "anormale", non dovrebbe necessariamente essere considerata "inferiore" di conseguenza.

Un caso servirà da esempio per spiegare questa affermazione, che potrebbe sembrare contraddittoria a prima vista.

Un ragazzo di dieci anni si presenta alla nostra clinica; è nel primo anno della scuola media. Suo padre riferisce gravi difficoltà. In primo piano c'è la sua sensibilità, non solo a livello di sensazioni corporee (in vari domini sensoriali), ma soprattutto la sua sensibilità psicologica. Alcuni esempi: ha sempre avuto grandi difficoltà con il cibo; non gli piace nessun piatto comune, ma è appassionatamente affezionato a cibi molto acidi (questo tratto è, tra l'altro, frequente tra i bambini psicopatici); ha problemi ad addormentarsi, specialmente se è agitato o ha mangiato poco prima di andare a letto; in genere ha un sonno leggero. È altamente ansioso e incerto, temendo per la sua salute in tutte le circostanze. Prende a cuore i dettagli più piccoli ed è a volte, come lui stesso dice, "tutto melanconico". Ma i conflitti più gravi nascono dalla sua sensibilità psicologica, dalla sua irritabilità: piccoli eventi provocano scene in cui si comporta "come un pazzo". Pertanto, il padre si chiede se il ragazzo sia psicologicamente normale.

Nel complesso, il ragazzo presenta molti aspetti "anormali". Il suo comportamento è in linea con quanto descritto. Anche se mantiene una certa apparenza, apparendo molto sicuro di sé, a volte persino "dominante", diventa rapidamente evidente quanto insicurezza e paura si nascondano dietro questa fiducia forzata. In realtà, in situazioni solo leggermente straordinarie, è costantemente sull'orlo di perdere il controllo; si avverte che con una domanda leggermente più forte, cadrà e scatenerà una forte esplosione di eccitazione.

Tuttavia, il ragazzo ha un altro aspetto che - in superficie - è in strana contraddizione con i sintomi anomali descritti: è incredibilmente intelligente per la sua età. Questo si manifesta soprattutto nel suo linguaggio, che corrisponde pienamente a quello di un adulto istruito grazie alla struttura delle frasi complesse e al vocabolario selezionato. Ma anche le sue aree di interesse sono quelle di un adulto. Riflette su questioni religiose e filosofiche, osserva le persone con un interesse psicologico genuino e fa osservazioni perspicaci sulle loro particolarità, specialmente le loro debolezze. È evidente che è sempre il migliore della sua classe; i suoi saggi scolastici provocano "sensazioni"; non fa errori di ortografia e ha superato facilmente l'esame di ammissione alla scuola media.

In sintesi, sul piano diagnostico: è un ragazzo dotato di intelligenza, carattere finemente differenziato, sensibile, con molte sensibilità fisiche e psicologiche.

Come dovremmo affrontare il ritratto di questa personalità? È una coincidenza fortuita di tratti anomali e qualità eccezionali? O dovremmo analizzare questo caso secondo lo schema della psicologia individuale: per sfuggire all'infondatezza di diversi sistemi organici e ai sentimenti molto dannosi di inferiorità che ne derivano, potrebbe aver preso la strada della sovra-compensazione di queste inferiorità con risultati intellettuali eccezionali; quindi, l'infondatezza sarebbe la causa della superiorità (come suggerito dall'esempio degli psicologi individuali, secondo i quali Demostene doveva la sua grandezza come oratore al suo balbettio, poiché lo motivò al successo!).

Noi crediamo né l'uno né l'altro. Affermiamo - non basandoci sulla teoria, ma sull'esperienza di molti bambini - che gli aspetti positivi e negativi di questo ragazzo sono due aspetti naturalmente legati di una personalità completamente coerente. Ciò può essere espresso anche come segue: le difficoltà che questo ragazzo incontra dentro di sé e nei suoi rapporti con il mondo sono il prezzo che deve pagare per il suo talento particolare. Ciò che lo distingue in particolare è anche particolarmente vulnerabile. Dobbiamo immaginare: questo individuo possiede organi sensoriali più sensibili, un cervello finemente differenziato. Tuttavia, è anche più sensibile, più facilmente ferito e danneggiato dalle influenze del suo ambiente. Coloro che conoscono i bambini troveranno costantemente esempi che mostrano che i bambini dotati ma meno fanciulleschi devono pagare la loro ricchezza con difficoltà interne specifiche, compresi tratti psicopatici.

Troviamo anche paralleli a ciò che abbiamo detto nel campo dei disturbi cerebrali: è un fatto empirico che la meningite tubercolare colpisce particolarmente spesso i bambini eccezionalmente intelligenti, intellettualmente avanzati rispetto alla loro età e finemente differenziati nel carattere, e li porta via. "Era troppo buono per questo mondo", dicono spesso i genitori. Quando diciamo che il suo cervello era vulnerabile all'insulto esterno proprio perché era uno strumento troppo raffinato, stiamo essenzialmente dicendo la stessa cosa. Oppure prendi un altro esempio: quest'anno abbiamo avuto l'opportunità di osservare due sorelle gemelle identiche che hanno sviluppato contemporaneamente emicorea. Le sorelle erano, come ci si aspetterebbe da gemelle identiche, non solo fisicamente, ma anche caratterialmente molto simili. Tuttavia, mostravano differenze molto marcate nella loro struttura di personalità: una era più primitiva, grossolana, spensierata, meno interessata, meno intelligente, mentre l'altra era notevolmente più intelligente, più matura e più ricca emotivamente. La seconda sorella non solo aveva malattie molto più gravi dell'altra, ma aveva anche un'emicorea molto più grave e duratura, accompagnata da sintomi psichici più gravi. Non è una coincidenza, ne siamo convinti; il cervello più finemente organizzato era più vulnerabile al virus dell'emicorea, come abbiamo potuto vedere con chiarezza esemplare in questo caso, in cui potevamo presumere con assoluta certezza che l'ambiente e le disposizioni erano gli stessi per entrambe le gemelle, tranne per la differenza di carattere menzionata.

I fatti descritti ci mostrano che i sintomi "anormali" possono essere parte integrante del ritratto di una personalità, inseparabili dai suoi aspetti positivi. Il bene e il male all'interno di una persona, le sue forze e le sue cadute, le sue possibilità e i suoi pericoli provengono dalle stesse fonti e sono condizionati reciprocamente. Non ci addentreremo qui nelle conclusioni che possono essere tratte da tale conoscenza per la psicologia nel suo complesso, ma discuteremo solo delle conclusioni terapeutiche. Dato ciò che è stato detto, comprenderemo che spesso non è possibile, o addirittura auspicabile, eliminare i sintomi preoccupanti attraverso il trattamento, anche se possiamo ottenere molto qui (che verrà discusso in seguito quando verrà affrontata la terapia suggestiva). Inoltre, il nostro obiettivo terapeutico deve essere - un obiettivo che può essere raggiunto in individui psicologicamente differenziati, anche nei bambini - insegnare alle persone a sopportare le loro difficoltà anziché eliminarle, educarle a trasformare le loro difficoltà particolari in realizzazioni eccezionali e far loro capire che non sono malati, ma responsabili. Non è sufficiente spiegare una volta per tutte i legami ai bambini, ma è anche importante sottolineare che un'azione continua e tempestiva da parte dell'educatore deve abituare il bambino a richieste sempre più impegnative.

Anche per il secondo bambino di cui voglio discutere di fronte a voi, si tratta di un contrasto tra tratti caratteriali patologici e, in un certo senso, grande valore; ma qui, dobbiamo parlare di un profondo disturbo della personalità. Il ragazzo di 7 anni e mezzo ha posto seri problemi educativi fin dalla prima infanzia. Non si sottomette a nessuna volontà esterna e trae un malizioso piacere nel non obbedire e nel infastidire gli altri. Neanche la scuola può controllarlo; interrompe tutta la classe con le sue prese in giro e le risse; se non fosse un così bravo studente, sarebbe già stato espulso dalla scuola. Qui ancora una volta si tratta di una personalità psicopatica, il cui comportamento anormale si manifesta principalmente sotto forma di problemi educativi. Ancora una volta, vogliamo trovare la chiave della sua personalità dalla conoscenza precisa del suo comportamento e il comportamento educativo corretto dalla conoscenza della personalità. I bambini di questo tipo psicopatico, a cui appartiene il ragazzo presentato, spesso corrispondono non solo nel carattere ma anche nella struttura del corpo e persino nei movimenti fino ai minimi dettagli. Abbiamo di fronte a noi un ragazzo massiccio, grosso e poco raffinato che sembra più grande di quanto sia. Anche nei pochi movimenti che avete potuto osservare in lui, è evidente la sua goffaggine lampante (è significativo che il grande ragazzo debba ancora essere vestito dalla madre; persino nella sua grafia scritta frettolosamente e lenta, è evidente la sua goffaggine completa).

Comportamento

L'educatore si trova qui di fronte a gravi difficoltà disciplinari - voglio sottolineare che questo avviene in un ottimo ambiente educativo dove le persone sono abituate a gestire facilmente difficoltà causate principalmente da influenze esogene (viziare o altre circostanze familiari sfavorevoli). Il ragazzo fa molte cose; è incredibilmente cattivo con gli altri bambini, alcuni lo considerano un provocatore. Sembra quasi impermeabile all'influenza educativa. A volte si pensa che sia sordo, ma è semplicemente "disabilitato"; ignora le influenze educative proprio come rimane ignaro di così tante cose nel mondo. E questa è anche l'essenza del suo disturbo: le sue relazioni con il mondo sono limitate, specialmente quelle che non si svolgono attraverso la comprensione intellettuale, ma attraverso la comprensione istintiva. Realizziamo come i bambini, specialmente i bambini piccoli, vengono educati: si integrano nel mondo e mantengono relazioni normali con esso, non perché comprendono consapevolmente il contenuto delle istruzioni dell'educatore (sono già stati educati bene prima di essere in grado), ma perché si sentono istintivamente legati all'educatore, perché comprendono istintivamente ciò che viene trasmesso dal tono delle parole, dalle espressioni facciali e dai gesti dell'educatore e rispondono correttamente al suo comportamento con il proprio comportamento, avendo ricevuto istruzioni attraverso innumerevoli esperienze sgradevoli e piacevoli. Questa comprensione istintiva è ora gravemente disturbata in questi bambini. Tutti i sintomi anomali derivano dal disturbo delle funzioni istintuali: disturbo della comprensione situazionale e disturbo delle relazioni con gli altri; da qui comprendiamo la mancanza di rispetto per l'autorità, in generale, la mancanza di comprensione disciplinare; ma comprendiamo anche il fatto che queste persone non sono gradite a nessuno, comprendiamo la cattiveria insensata. A questa assenza di istinto si aggiunge non solo goffaggine in domini puramente motori, ma anche un fraintendimento pratico, difficoltà nel raggiungere il successo nell'apprendimento, "difficoltà nella meccanizzazione". Il fatto che questi bambini siano sempre solitari, trovandosi fuori da ogni gruppo di bambini, non sorprende date le cose dette: non cercano alcuna comunità dentro di sé perché non hanno relazioni personali con nessuno (non hanno mai amici), e la comunità stessa li respinge perché sono sempre un'entità estranea; tuttavia, sono sempre oggetto di risate unanimi da parte della comunità a causa delle loro particolarità, specialmente la loro goffaggine, per cui spesso sanno come vendicarsi.

In personalità così gravemente limitate, come nel caso di questo ragazzo, una cosa spesso non è solo indisturbata ma persino eccezionalmente ben sviluppata, ovvero l'intelligenza nel senso stretto, la capacità di pensare logicamente, di formulare pensieri in modo linguisticamente corretto (spesso inventano espressioni particolarmente originali, persino creative dal punto di vista linguistico); spesso ci sono interessi speciali sorprendentemente maturi, spesso genuinamente scientifici (come la ricerca naturale) o interessi tecnici, che spesso sono ancora abbastanza eccentrici, strani e marginali. Un sintomo molto caratteristico che possiamo osservare anche in questo ragazzo è "oggettività nei confronti della propria cattiveria": questi bambini possono descrivere perfettamente quanto siano cattivi;

volontariamente aggiungono nuove caratteristiche interessanti al loro profilo caratteriale quando ne parli. Si potrebbe pensare che se un bambino sa così bene quanto sia cattivo, se sembra capire tutto ciò così chiaramente, dovrebbe essere molto facile da educare. Ma questo è un grande errore in cui cadono molti consulenti educativi. È vero il contrario. Un "ragazzo normale" non può parlare della sua cattiveria perché non ne è cosciente, o si astiene dal dirlo a un adulto, dandogli così munizioni. Ma quando un bambino parla così liberamente e senza essere influenzato della sua stupidaggine, puoi essere sicuro che possa essere influenzato pedagogicamente solo in modo limitato. La conoscenza scolastica è anche generalmente molto caratteristica in questi bambini: dove è richiesto il pensiero logico, dove la materia corrisponde ai loro interessi particolari, eccellono, stupendo l'insegnante con risposte intelligenti; ma dove si tratta di imparare in modo più o meno meccanico, dove è richiesto un lavoro concentrato (copiare, scrivere, metodi di calcolo), questi bambini "intelligenti" falliscono vistosamente, spesso sfiorando il fallimento.

All'interno di questo gruppo di bambini ben caratterizzato che chiamiamo "psicopatici autistici" a causa della loro restrizione delle relazioni con il mondo esterno, della loro focalizzazione su se stessi (αὐτός), ci sono ovviamente individui diversi che devono anche essere valutati in modo diverso. A volte l'originalità del pensiero (che include sempre un certo "autismo") o l'intensità di interessi particolari, che sembrano ipertrofizzati a spese di molte altre competenze, è così enfatizzata che tali individui sono capaci di prestazioni eccezionali (chi non conosce il ricercatore autistico, diventato una figura comica a causa della sua goffaggine e della mancanza di istinto, ma che può raggiungere cose notevoli, avanzando persino nel suo campo di specializzazione spesso molto stretto!). Altre volte, l'originalità autistica appare solo come aberrante, eccentrica e inutile (il fatto che un pensiero venga percepito come strano e singolare può essere dovuto sia al fatto che indica il futuro e diventerà in seguito una realtà viva, sia al fatto che non ha nulla a che fare con la realtà). In quest'ultimo caso di psicopatici autistici, l'interruzione dell'adattamento all'ambiente, l'incapacità di imparare, è enfatizzata e determina sfavorevolmente la prognosi sociale. Ci sono transizioni fluide tra questi stati di personalità gravemente disturbata e la schizofrenia, della quale il sintomo essenziale è anche l'autismo, la perdita di ogni contatto con l'ambiente. Il rapporto di tali schemi con la schizofrenia è evidente anche nel fatto che non solo individui autistici singolari ma anche veri schizofrenici sono spesso presenti nelle famiglie di questi individui.

Il ragazzo presentato, come molti bambini di questo tipo, è un figlio unico. Non possiamo fare un commento in merito, poiché sembra portarci a una comprensione più profonda di questi casi. La scuola di psicologia individuale spiegherebbe tutti i disturbi che questo bambino presenta con la "situazione di figlio unico", con la mancanza di indipendenza e con la "conseguenza" della goffaggine, con la maturità intellettuale del bambino da "crescere tra gli adulti", ecc. Tutto ciò sarebbe quindi un danno esogeno. Sosteniamo piuttosto che il fatto che il ragazzo sia un figlio unico sia in qualche modo legato alla sua costituzione, alla sua eredità genetica! La madre di questo ragazzo è caratteristicamente molto simile a suo figlio: è completamente intellettuale, eccentrica per natura, ha poca connessione emotiva con suo figlio. Il fatto che questa donna, insieme a suo figlio in questo caso, abbia trasmesso questa disposizione psicopatica a suo figlio e non mostri calore materno, rifiutando di sopportare i dolori e gli inconvenienti delle gravidanze multiple, le difficoltà nell'allevare più figli, è evidente. Questo è altrettanto fondato nella sua natura quanto le difficoltà del ragazzo nella sua. Così spesso vediamo che le cose che inizialmente sembrano condizionate dall'ambiente sono in realtà determinate dall'ereditarietà o almeno sono fortemente influenzate da essa.

Implicazioni Pedagogiche

Capirai da quanto detto quanto sia difficile educare bambini di questo genere. Manca loro, in un certo senso, l'organo che facilita la loro educazione. Se la situazione non è disperata, è perché c'è qualcosa su cui lavorare in loro, ovvero la loro intelligenza. Proprio ciò che gli educatori privi di istinto fanno normalmente con i bambini normali, ovvero spiegare e giustificare le esigenze educative, è qui l'unico percorso da seguire. Il metodo usuale, in cui l'educatore agisce principalmente attraverso la propria personalità, in cui conta il modo in cui dicono qualcosa, non ciò che dicono, in cui la loro "espressione" (voce, espressione del viso e gesto) diventa sempre più penetrante e affettuosa in caso di resistenza da parte del bambino, fino a quando, in ultima istanza, un "fulmine santo" raggiunge certamente l'obiettivo desiderato, tutto questo non impressiona affatto questi bambini autistici; è una sensazione interessante per loro che godono con gioia maligna e provocano persino deliberatamente ("Sono felice quando mia madre sbatte il tavolo", dice il ragazzo presentato con occhi birichini). D'altra parte, questi bambini possono rendersi conto delle "regole comportamentali" che vengono loro date e adempirle - come un'equazione matematica, ad esempio. Più "oggettiva" è tale legge, ad esempio sotto forma di un programma che copre tutte le possibilità della giornata e deve essere aderito scrupolosamente da entrambe le parti, meglio è. In questo modo, e non attraverso un'abitudine istintiva inconscia e autodefinentesi, è possibile raggiungere nel corso degli anni, attraverso un lavoro laborioso e ricco di conflitti, l'adattamento migliore possibile alla comunità, che ha successo sempre meglio con lo sviluppo intellettuale crescente.

Nel precedente, ho descritto un tipo il cui fondamentale anormalità deriva da un'armonia tra intelletto e istinto, nel senso di un disturbo dell'istinto. In psicopatologia infantile, c'è anche un tipo che rappresenta quasi tutti gli aspetti opposti a quanto appena descritto: questi bambini hanno uno sviluppo intellettuale al di sotto della media (fino al ritardo mentale), dove l'intelligenza è intesa come intelligenza astratta, mentre l'intelligenza pratica, in breve, tutto ciò che è legato all'istinto e quindi all'utilità pratica, ma anche ai valori emotivi, è relativamente meglio sviluppata. Questi ultimi casi sono importanti, o diventeranno importanti per noi quando entrerà in vigore anche la "Legge per la Prevenzione della Progenie Afflitta da Malattie Ereditarie". Quando un medico è chiamato ad agire come esperto in tali casi, non può prendere una decisione basandosi unicamente sul risultato di un questionario o sul numero del quoziente di intelligenza, ma principalmente basandosi sulla conoscenza della personalità del bambino, una conoscenza che tiene conto di tutte le capacità del bambino, e non solo dell'intelligenza astratta.

L'obiettivo di una breve esposizione ovviamente non può

essere quello di fornire una panoramica sistematica della psicopatologia infantile. Mi è sembrato preferibile scegliere due casi non troppo gravi ma promettenti, al fine di mostrare il corso della nostra azione terapeutica. Questo percorso inizia con la conoscenza della personalità del bambino, l'esperienza delle difficoltà educative, l'esperienza diretta delle reazioni anomale, per giungere all'azione educativa adattata alla natura particolare del bambino, che massimizza le loro preziose capacità innate e neutralizza il più possibile i pericoli inerenti ad esse. Questa frase finale esprime effettivamente l'obiettivo di tutta l'educazione; solo, il percorso è più difficile per gli individui che non rientrano nella norma; richiede esperienza, persino amore per questi bambini, e l'impegno completo della personalità dell'educatore.

Anche in una breve esposizione, dobbiamo affrontare un metodo di trattamento dei disturbi psicologici che, a una riflessione attenta, è il metodo principale non solo nel campo della psicoterapia ma anche il metodo principale nella medicina in generale. Oggi sappiamo ancora una volta (questa conoscenza è stata temporaneamente offuscata, principalmente a causa dell'ascesa dei metodi di guarigione scientifica e dei loro successi) che per il trattamento di successo anche delle malattie apparentemente puramente organiche, oltre ai trattamenti chimici e fisici, la personalità del medico deve entrare in gioco. In misura considerevolmente maggiore, persino decisiva, questo deve anche valere per il trattamento dei disturbi "funzionali" - mi riferisco qui a varie nevrosi organiche come il vomito e la tosse funzionali, dolori in diversi organi, enuresi, disturbi del sonno, anoressia, nonché sintomi psichici come l'eccitabilità aumentata o stati d'ansia. L'elemento essenziale del meccanismo di guarigione è il seguente: la potente personalità del medico porta il paziente a distogliersi dai sintomi patologici, indipendentemente dalla loro causa sottostante, indipendentemente dall'origine della loro personalità disturbata. Quello che alla fine porta alla guarigione è la fiducia del paziente nella capacità di guarigione del medico; questa fiducia porta a un aggiustamento curativo del sistema nervoso.

Chiamiamo questo tipo di trattamento terapia suggestiva. In un senso più ampio, l'intero comportamento di un buon educatore è anche un trattamento suggestivo: la loro potente personalità costringe il bambino a seguire la strada giusta. Pertanto, ora sappiamo che i comportamenti educativi appropriati possono contribuire significativamente al mantenimento o al ripristino della salute nervosa di un bambino. Sappiamo da tempo che molti disturbi nervosi, che possono manifestarsi anche come malattie fisiche, possono essere "curati" dal comportamento corretto e fiducioso di persone del tutto comuni, ad esempio infermieri, anche senza che siano consapevoli della loro influenza. Quindi, questo è anche una "terapia suggestiva".

Il medico è particolarmente ben posizionato in questa situazione. La fiducia nella loro capacità di guarigione viene concessa prontamente fin dall'inizio; naturalmente, per ottenere successo, devono anche possedere i prerequisiti personali corrispondenti. In particolare, grazie al lavoro e alle azioni di Hamburger, il seguente metodo si è rivelato molto favorevole: il medico prescrive un medicinale (ovviamente neutro) o una procedura, agendo come se trattasse una condizione organica. In realtà, questo medicinale, questa procedura, è il segno visibile, la base materiale alla quale non solo il paziente ma anche il loro contesto si affidano (quest'ultimo punto è particolarmente importante nel trattamento dei bambini: la fiducia che il contesto, specialmente gli intermediari, mostrano durante tutto il giorno, espressa in tutto il loro comportamento, è il supporto più potente). È proprio attraverso questo che si verifica un automatico aggiustamento curativo dell'organismo (l'automatismo timogenico di Hamburger), a causa della sua influenza sulle forze dello spirito (θυμός) - Hamburger definisce tutte queste terapie "timotropiche".

La brevità del tempo non consente la presentazione di diversi casi che dimostrerebbero come il metodo di trattamento debba adattarsi alle peculiarità di ciascun disturbo, come il rimedio sia diminuito, aumentato o modificato in base al successo o al fallimento. Va detto un'ultima cosa: anche in individui molto anomali, il trattamento suggestivo dei sintomi particolarmente angoscianti è promettente. La realizzazione che questi individui sono afflitti da un disturbo costituzionale primario o addirittura ereditario non dovrebbe in alcun modo portare alla conclusione che non si possa fare nulla, così come il riconoscimento dei disturbi endogeni non dovrebbe condurre al nichilismo educativo. L'educazione degli individui anomali è altrettanto promettente, non solo perché le influenze ambientali, come una buona educazione, sono molto importanti (possono far emergere il buono nelle predisposizioni, prevenire ulteriori danni - quanto sia importante, ad esempio, evitare conflitti in quelli con un'eccitabilità molto alta!) - il fatto che non dobbiamo mai abbandonare completamente l'educazione degli individui anomali come qualcosa di disperato è anche dovuto al fatto che con questi individui, forze e abilità possono improvvisamente emergere nell'adolescenza, ad esempio, che erano certamente predisposte ma di cui non avevamo alcun indizio in tenera età, ed era impossibile prevedere che sarebbero diventate così significative.

Il medico ha il diritto e il dovere, spero di avertelo dimostrato in poche parole, di essere un educatore, non solo un educatore per la comunità con una visione di vita sana, ma anche di influenzare decisamente l'educazione degli individui anomali. Devono essere capaci di dare consigli e aiuto basati sulla loro chiara comprensione delle interazioni della natura, sulla loro comprensione, e così servire non solo l'individuo ma anche la nazione.

VIII/ ANTISOCIALITÀ NEI BAMBINI: MENZOGNE, FURTI, FUGHE (1982)

Il percorso di socializzazione

Tutto ciò che è stato discusso in questo lavoro è guidato dalla biologia del bambino, dai suoi processi di sviluppo normali o patologici. Ciò si applica anche a questo capitolo. Normalmente, il bambino piccolo è completamente egocentrico, cerca spudoratamente di soddisfare i suoi impulsi, prima piangendo e poi, una volta che le sue funzioni motorie si sono sviluppate, estendendo le sue attività in modo ampio. Il percorso che un bambino deve attraversare per diventare un membro della comunità umana è molto laborioso. Se l'essere umano, secondo Aristotele, è un essere vivente che forma comunità, non nasce come tale ma si sviluppa gradualmente e faticosamente in uno, plasmato dall'autorità del suo ambiente. Pertanto, dal punto di vista biologico, è assurdo quando Alexander Neill dichiara nel suo una volta famoso libro "Summerhill: A Radical Approach to Child Rearing" che l'autorità dovrebbe essere sostituita dalla libertà nell'educazione. Ma come può un bambino essere veramente "libero" quando non ha ancora sviluppato i suoi meccanismi inibitori e manca di esperienza sufficiente? Per un essere umano che in nessun modo è sostenuto da regolamentazioni istintive, sarebbe crudele spingerlo prematuramente in una libertà apparente. L'educazione, trasmessa più attraverso un'autorità vissuta che attraverso un'autorità predicata, è per loro una necessità biologica! L'obiettivo comune della socializzazione è impegnarsi con gli altri, considerare il loro benessere e sopprimere i desideri egoistici. Certamente, un importante motivo è una forma di altruismo superiore: si viene ricompensati ricevendo più di quanto si dà, scambiando il rispetto e l'amore degli altri per ciò che inizialmente è negato. Prendiamo un esempio. Cosa succede, chiediamo, in un bambino di due o tre anni quando lui e sua madre riescono nell'addestramento al vasino? Possiamo credere a Sigmund Freud quando afferma che l'emissione incontrollata di feci ed urina è associata a sensazioni piacevoli per il bambino molto piccolo. Tuttavia, quando il bambino impara a controllare queste funzioni - e rinuncia a questo piacere primitivo - scambia l'amore, il rispetto e l'orgoglio della madre per questo auto-diniego e viene così ricompensato a un livello superiore. La ricerca dell'amore - o la paura della privazione dell'amore materno - guida il bambino lungo il percorso dell'obbedienza. Il mio insegnante F. Hamburger ha fatto una distinzione molto rilevante tra l'obbedienza al divieto, che appare molto prima, anche in infanzia, e l'obbedienza ai comandi, che richiede una capacità di comprensione più avanzata. Pertanto, in condizioni normali, il bambino cresce all'interno di un ordine di vita, sperimentando sia cose buone che cattive e conformandosi ad esso. Imparano che le connessioni umane comportano responsabilità, che la proprietà altrui deve essere rispettata e che va dato onore alla verità. Questo processo di apprendimento richiede sia processi di maturazione interna (la capacità di inibire gli impulsi primitivi e l'accumulo di "engrammi" nel sistema nervoso centrale) che il lavoro svolto dagli educatori, in particolare dalla madre. Se questo non accade, si manifesta il fenomeno della trascuratezza. È interessante esaminare l'origine di questa parola, che proviene dall'antica lingua: "diu wäre" significa "protezione, tutela" contro la sfortuna; il prefisso "ver-" significa il contrario, "privato di protezione." Chi è privato di protezione dalla sfortuna è precisamente abbandonato al proprio destino. Anche qui, si verifica che l'educazione deve avvenire "al momento giusto", durante questa "fase sensibile" della prima infanzia, che non dovrebbe essere trascurata poiché tale negligenza è difficile da correggere successivamente. Gli impressionanti studi di Bowlby e René Spitz sulla "deprivazione precoce" ne sono una prova.

Infantilismo

Cosa provoca quindi il comportamento antisociale, l'incapacità di conformarsi alle norme sociali? Prima di tutto, vale la pena menzionare il ritardo nella maturazione, l'infantilismo. Gli individui infantili sono spesso strutturati dal loro difetto in modo che la loro anormalità sia facilmente riconoscibile: le loro proporzioni, sia grandi che piccole (come il viso e il cranio), rimangono infantili per molto tempo, la loro dentizione è ritardata; le loro espressioni facciali sono troppo "aperte"; il bambino non ha ancora imparato a stabilire la distanza - e ciò è chiaramente evidente nelle loro abilità psicomotorie: in particolare il loro sguardo mostra che il bambino non può mantenere la distanza dagli altri, li illumina con la loro presenza, si adatta troppo facilmente a tutto, è completamente "aperto al mondo" (Wilfried Zeller ha descritto bene questo - contrappone come la distanza, la critica dell'evidente, che è un tratto caratteristico della maturità scolastica e professionale, possa già manifestarsi in uno sguardo di un bambino, un tratto importante per coloro che hanno esperienza in questo campo). Allo stesso modo, un bambino così immaturo afferra immediatamente e senza esitazione tutto ciò che è a portata di mano e cerca di reclamarlo, violando così i diritti di proprietà degli altri. Ci sono numerose possibilità: dai "pezzi" simili alla raccolta di oggetti utili e inutili di una gazza che scompaiono nelle tasche misteriose di un ragazzo, a furti apparentemente ben pensati in cui tutti gli ostacoli sono abilmente superati, le opportunità sono individuate e sfruttate.

Disturbi Cerebrali

Se alcuni individui, a causa della loro costituzione, sono predisposti a comportamenti antisociali, gli individui con disturbi cerebrali affrontano difficoltà ancora maggiori, spesso insormontabili, nel socializzare. Dovremmo fare riferimento a quanto è stato discusso nei capitoli "Sindrome Psicologica Esogena dell'Infanzia" e "Danno Minimo al Cervello" riguardo ai disturbi dell'attività di questi bambini. Abbiamo parlato di un "disallineamento": nel momento della decisione, le esperienze, le valutazioni superiori, le inibizioni necessarie non intervengono in modo appropriato, le azioni avvengono in modo "cortocircuitato", portando a gravi conseguenze, nonostante a volte ci sia una reale comprensione intellettuale, nonostante un genuino rimorso dopo l'atto. Abbiamo anche descritto la scarsa prognosi per questi disturbi della personalità. Coloro che sono in ritardo nella loro maturazione, gli individui infantili e quelli con disturbi cerebrali sono due tipi di persone che sembrano particolarmente predisposti a sprofondare nel comportamento asociale. Ora, dobbiamo discutere dei fattori ambientali e della loro interferenza con i tratti della personalità che ostacolano la socializzazione.

Furto

Come una delle molte cause di furto nei bambini, menzioniamo innanzitutto la moderna mentalità consumistica, che è costantemente instillata nei bambini dai media di massa, specialmente dalla televisione (la psicologia della pubblicità impiega mezzi sofisticati e i bambini sono completamente indifesi di fronte ad essa). Tuttavia, ciò spesso porta al condizionamento dei bambini verso reati di appropriazione indebita. I genitori che sono influenzati da questa mentalità devono essere consapevoli - e prendere precauzioni adeguate - che loro stessi sono complici quando i bambini si appropriano di cose che non appartengono loro, spinti da un'eccessiva avidità. Naturalmente, ci sono gradi di gravità nel furto, nella valutazione degli adulti e nella consapevolezza dei bambini. Non è considerato grave se un bambino prende soldi dal portafoglio del padre o della madre : « Quello che appartiene ai genitori appartiene anche a me ! » È ancora peggio quando un bambino ruba ai compagni di classe, e peggio ancora quando ruba a estranei. Il furto nei grandi magazzini presenta una particolare « zona grigia » : il termine « negozio self-service » assume quindi un sinistro doppio significato - tutto sembra essere lì, molto allettante, pronto per essere preso ; a volte, i bambini sono spinti da un'ambizione sportiva nel riuscire con le loro abilità. Spesso c'è concorrenza tra quelli simili, un elemento che sopprime le inibizioni, e c'è anche una cooperazione intelligente tra l'autore e l'osservatore, anche in una competizione « nobile ». I danni possono essere significativi, l'abitudine a rubare, che può portare a una vera dipendenza, gioca un ruolo cruciale : il furto diventa un piacere. Nei soggetti più grandi che già possiedono una certa distanza critica dal mondo, può nascere un senso di trionfo verso una visione del mondo che considera il possesso e il piacere come i beni più grandi (indipendentemente dalla chiarezza o dall'oscurità di questo nell'esperienza di un bambino).

Delinquenza seriale

In questo contesto, riteniamo importante considerare la seguente osservazione, sia per bambini, adolescenti che adulti : le serie di furti tendono a continuare fino a quando non c'è una scoperta, una catastrofe. L'autore viene quindi riprodotto (anche dal pubblico ministero, se il caso arriva in tribunale) : è particolarmente colpevole continuare con la serie di reati anziché fermarsi da soli. Tuttavia, ciò non è comprensibile umanamente. Tali serie continuano quasi automaticamente secondo una logica interna ; è solo quando la scoperta illumina l'intera sequenza oscura degli eventi come un lampo di luce che una riflessione genuina, una « catarsi », una purificazione possono avere luogo.

Infatti, tutto ciò che segue un tale evento può offrire : scoperta, procedimenti legali, confronto con individui e norme, impulsi importanti per lo sviluppo della personalità. È così importante che i poeti l'hanno spesso affrontato nei loro ritratti umani, specialmente nelle loro autobiografie, come Gottfried Keller in « Il Giovane Enrico » o Thomas Mann in diversi suoi lavori. In questo modo, si evidenzia l'inevitabilità di queste esperienze lungo tutta la vita, meglio di quanto possa essere ottenuto in dibattiti scientifici.

Previsione

Questo ci porta alla questione di prevedere tali attività antisociali nei bambini. Sulla base della nostra esperienza, nei casi in cui nessuna delle anomalie di personalità descritte sopra è presente, la prognosi è generalmente favorevole; le preoccupazioni dei genitori che i loro figli che hanno già rubato possano avere un futuro criminale di solito non si concretizzano! Fisiologicamente, la comprensione e la capacità di prendere decisioni basate su questa comprensione si sviluppano nei giovani individui e alla fine garantiscono l'adattamento sociale, comportandosi in conformità con le esigenze della comunità.

Tuttavia, va riconosciuto che questa "struttura culturale" che dovrebbe svilupparsi negli individui a livelli filogenetici e ontogenetici non è molto stabile: in situazioni estreme, durante periodi di guerra e rivoluzione, in tempi di grande disagio, persino negli adulti, non esiste il concetto di proprietà; solo pochi sfuggono all'attrazione di abbandonare gli ordini morali! È anche degno di nota che la maggior parte delle persone - quando interrogate decenni dopo su cosa abbiano fatto da bambini - ha completamente dimenticato queste cose.

Verità e Bugia

Anche l'altra parte di questo capitolo, la questione della verità e della menzogna, deve essere considerata dal punto di vista della biologia dello sviluppo se si vuole seguire la realtà del bambino.

Se un bambino, tra i due e i quattro anni, ha imparato a "dominare" il linguaggio, è anche consapevole del potere che ciò gli conferisce: secondo il racconto biblico, Adamo ottenne il controllo del mondo dando nomi alle cose intorno a lui, dando loro parole! Il linguaggio ha una propria vita nel bambino: ciò che si sviluppa in termini di idee e desideri in lui non è strettamente separato da ciò che gli adulti chiamano realtà. Per lui, l'immaginazione è totalmente reale. È nelle fiabe, è nei giochi di ruolo dei primi anni dell'infanzia che si sentono "a casa", senza fare alcuna distinzione o separazione dalla realtà. Non c'è dubbio che questa fase "illusionistica" dell'infanzia sia di grande importanza per lo sviluppo personale: consente al bambino di acquisire immagini della vita di cui ha bisogno, specialmente per il suo dominio emotivo (e sarebbe certamente sbagliato per gli educatori cercare di influenzare il bambino a rinunciare prematuramente alle loro creature immaginarie in favore di realizzazioni basate sulla realtà, ad esempio attraverso certi metodi di apprendimento precoce!). Tuttavia, è un passo importante di maturazione quando il pensiero e il linguaggio del bambino si avvicinano alla realtà - ciò corrisponde approssimativamente all'età scolare e alla maturità professionale. Naturalmente, c'è una grande variabilità nel tempismo e nella modalità di adattamento e, naturalmente, il modello familiare della verità gioca anche un ruolo decisivo. Tuttavia, gli educatori non devono in alcun modo biasimare il bambino per non allinearsi alla "nostra" realtà nel suo discorso, ma piuttosto devono comprenderlo e accettarlo come una fase necessaria dello sviluppo del bambino.

Affermazioni dei bambini e loro valutazione

Tuttavia, può diventare pericoloso quando si adotta un atteggiamento acritico verso le espressioni linguistiche del giovane bambino, il che purtroppo accade abbastanza spesso se non si comprende che il bambino, nella sua "fase illusionistica", utilizza lo stesso linguaggio degli adulti ma il suo discorso esprime qualcosa di completamente diverso. Ed è particolarmente pericoloso quando l'adulto inizia a fare domande quando il bambino riferisce un "evento", senza considerare come le loro domande possano avere un effetto suggestivo sul bambino, che può essere condotto - in genere senza alcuna malizia iniziale - a inventare storie completamente assurde.

Il bambino si rende immediatamente conto che lo si prende sul serio, si sente al centro di una sensazione e lascia fiorire la sua immaginazione. Vengono aggiunti dettagli, in parte dalle domande, ma anche dal loro proprio "materiale", alcuni dei quali potrebbero portare qualcuno a credere che "un bambino così piccolo non può inventare cose del genere!" Ciò può portare a conseguenze tragiche quando un bambino si trova improvvisamente al centro di un caso sessuale: un uomo più anziano viene accusato di abuso sessuale su una bambina. Il bambino attinge il "materiale" necessario (con dettagli sorprendenti) dalle espressioni che ha sentito incidentalmente - ancora una volta, non creduto è ciò che un bambino può comprendere nelle conversazioni degli adulti; ma molte cose vengono poi "suggerite" al bambino una volta avviato il caso. Così, una persona innocente può davvero trovarsi in pericolo di subire gravi danni all'interno delle complessità del sistema giudiziario, a meno che un esperto che conosce queste questioni metta le cose in prospettiva.

Similmente alla prima parte di questo capitolo in cui è stata discussa la questione del rispetto della proprietà, anche il bambino matura per allineare il suo discorso con i fatti reali e prendere responsabilità della verità ("rendere omaggio alla verità", come è bene esprimere in una formulazione un po' superata oggi). Certamente, ciò comporta una dolorosa rinuncia da parte del bambino. Questo è anche percettibile all'inizio di una fiaba dei fratelli Grimm: "C'era un tempo in cui i desideri venivano ancora esauditi..."; e questo fa parte di ciò che Sigmund Freud ha definito il "malcontento nella civiltà".

È davvero raro che un giovane bambino causi problemi con le sue fantasie. In generale, i genitori possono gioire nel vedere il proprio bambino giocare con la realtà. Possono confidare che ciò si trasformerà con il tempo, si svilupperà e alla fine porterà il bambino a riconoscere la realtà. In questo processo, può essere esercitata la pazienza, poiché avere la capacità di aspettare è una competenza significativa per un educatore. In nessun caso dovrebbero essere risvegliati sentimenti di colpa nel bambino lanciando accuse zelanti che lo definiscano bugiardo.

"Bugie" Infantili

Anche in questo campo, c'è una puerilità sviluppamentale della personalità che diventa pericolosa quando le capacità di pensiero e di linguaggio avanzato vengono impiegate per le fantasie del bambino, in modo che ciò che viene presentato sembri molto plausibile e possa veramente ingannare l'ambiente. Ciò richiede poi una buona critica, un confronto coscienzioso con fatti oggettivamente verificabili, per giungere a una valutazione accurata.

Moralizzare, emettere giudizi morali su tutte queste fantasie infantili dovrebbe essere evitato; sarebbe dannoso per il bambino. Tuttavia, è anche normale che un bambino che ha fatto qualcosa contro le regole cerchi l'esenzione o addirittura menta minimizzando le loro cattive azioni. È una forma di protezione necessaria che un bambino impara normalmente abbastanza rapidamente. (È ovvio che un educatore non dovrebbe cadere in questa trappola e dovrebbe cercare di scoprire ciò che è realmente accaduto!) Ma una volta che l'ordine delle cose è ripristinato, il bambino non dovrebbe essere ritenuto troppo responsabile di tale comportamento; dovrebbe essere compreso che è necessario per l'affermazione di sé nella vita.

Altri Comportamenti Patologici

Quello che emerge distintamente come comportamento patologico da questo "comportamento normale" è quando il bambino - e qui includiamo i bambini con "disturbi istintuali" - non è in grado di sfuggire con le parole quando è acorralato, ma ammette apertamente tutto ciò che ha fatto, senza neppure tentare di nascondere ciò che potrebbe incriminarli (forniscono persino dettagli di cui gli altri non sono ancora a conoscenza).

Gli educatori che non sono sicuri di sé si sentono costretti a valutare moralmente in modo positivo tale comportamento: il bambino vede chiaramente quanto male si sia comportato; questa "consapevolezza" dovrebbe anche portare a un miglioramento per tutti in futuro! Purtroppo, non è così nella realtà. Questi "puri ingenui" continuano costantemente a commettere errori, si trovano costantemente in situazioni spiacevoli dalle quali non possono sfuggire.

Tuttavia, anche in tenera età, esistono bugie maliziose, diffamazione per danneggiare gli altri, che si tratti di deviare le proprie azioni sugli altri o semplicemente per pura malizia (nei bambini autistici - vedere questo capitolo! - troviamo eventi del genere che attestano la profonda natura di questi tipi).

Le bugie delle personalità isteriche hanno una colorazione particolare - devono essere descritte in questo capitolo.

Terapia Educativa

Ciò ci porta alla questione terapeutica ed educativa: come dovrebbe comportarsi l'educatore nei confronti di un bambino che non dice la verità? Indubbiamente, l'educazione era troppo severa, troppo repressiva, troppo influenzata dalle concezioni morali degli adulti che non erano adatte al bambino, senza capire che il libero gioco del bambino con la sua immaginazione è una fase necessaria del suo sviluppo.

Sicuramente, il buon padre, il buon educatore, fornirà al bambino materiale per i suoi giochi immaginari e gli darà stimoli (vale qui anche il detto di Nietzsche: "Nella persona giusta, vive un bambino che vuole giocare!" E quanti trenini modello vengono acquistati principalmente perché è il padre che vuole giocare!).

Ma il padre dimostra, più attraverso la loro attitudine che attraverso una richiesta predicata, che attribuiscono valore alla realtà e alla verità - se lo fanno davvero! Gli adulti spesso non si rendono conto di quanto utilizzino quotidianamente bugie per sfuggire facilmente a situazioni spiacevoli, quanto godano nel pettegolare sugli altri. Quindi, è probabilmente inefficace chiedere ai bambini di soddisfare richieste che non si soddisfano nella propria vita. L'educazione sulla verità deve essere condotta con cura: mantenendo una distanza critica da ciò che viene presentato, cercando pazientemente ciò che era reale e mostrando che "le bugie hanno le gambe corte" e che solo la verità e la realtà perdurano. Ciò apre lo spazio della libertà accessibile agli esseri umani, l'obiettivo dello sviluppo della personalità. Quando si contrasta il detto biblico: "La verità vi renderà liberi" con l'affermazione di Hegel: "La libertà è la comprensione della necessità", si riconosce che entrambi intendono la stessa cosa: un obiettivo elevato da raggiungere con tutta la ragione e il cuore.

La Fuga

La fuga, l'atto di fuggire da casa, è anche un evento motivato da ragioni molto diverse, attuato da personaggi molto diversi.

Ci sono coloro che sono impulsivi e mancano di inibizione (spesso a causa di un disturbo cerebrale) che scappano da casa senza una vera ragione, senza un conflitto più profondo che lo preceda. Anche se sembrano legati alla loro famiglia in certi momenti, queste condizioni non sono sufficienti a trattenere loro. Nulla è pianificato, nulla è preparato, nulla è preso con loro, cose che sarebbero necessarie per un tale progetto. Tutto avviene in una decisione improvvisa, ma viene eseguito molto abilmente, gli ostacoli vengono superati con facilità (abbiamo visto direttamente come un tale ragazzo sia scappato da una struttura di istruzione speciale: nulla era successo prima che potesse spiegare l'evento; all'improvviso, c'era un lampo nei suoi occhi - ed è sparito! Impossibile fermarlo o prenderlo).

La fuga improvvisa è anche un noto sintomo degli stati epilettici di coscienza crepuscolare. Il termine "stato crepuscolare" è appropriato. Non è la chiara luce della coscienza in cui avvengono azioni pienamente responsabili, ma piuttosto un "crepuscolo" di varie gradazioni di oscurità; ciò può portare a eventi che sembrano ancora abbastanza razionali - ad esempio, qualcuno compra un biglietto del treno alla stazione, indica una destinazione specifica, sale su un treno, ma poi, una volta che lo stato anomalo è finito, si trova disorientato in un'area sconosciuta, senza sapere come ci sia arrivato. Solo attraverso un'osservazione molto attenta si nota che una persona del genere si trova in uno stato anormale di coscienza. Nell'elettroencefalogramma (EEG), si trovano serie di potenziali di crisi durante questi stati, che spesso durano a lungo. Questa forma di fuga non è motivata esternamente, non precede alcun conflitto. Solo lo stato cerebrale anormale scatena qualcosa del genere.

La diagnosi può essere confermata attraverso l'EEG ed "ex juvantibus", attraverso il successo della terapia anti-epilettica. Questa forma di "attacchi" epilettici ha la sua "tipizzazione legata all'età": appare solo in età scolare più avanzata e negli adolescenti.

Tra questi stati piuttosto anormali, ci sono chiaramente casi di fuga motivata dalla situazione del bambino. Un motivo frequente è la paura, spesso legata alla scuola. Non si osa affrontare le richieste: domani incombe un compito scolastico, o c'è già un brutto voto in saccoccia e non si osa tornare a casa, o un compito importante rimane incompiuto. In tali situazioni, si può vedere come la paura possa stringere un bambino al punto che non interviene più alcuna riflessione per regolare la situazione. Il bambino sa benissimo che ciò che sta facendo è molto irragionevole - eppure, fa l'irrazionale: questo è essenziale per una vera nevrosi d'ansia. Sotto la sofferenza e l'autorimprovero, il bambino scappa da casa - questa casa ora brilla nella mente del bambino nella luce più bella, come un paradiso perduto: quanto caldo sarebbe, quanto bello se tutti fossero seduti a tavola a casa! Il ragazzo rabbrividisce durante la notte tra le rovine di un cantiere o al bordo del bosco, spaventato da ogni rumore, apparizioni spettrali appaiono; ma la decisione di tornare a casa non viene presa.

Possono accadere cose molto diverse: la fame e il desiderio di tornare a casa diventano insopportabili - e si ritorna eventualmente a casa come il figliol prodigo - oppure il bambino viene intercettato, la sua agenzia viene tolta e lui ne è felice! Un tale evento ha persino la possibilità di essere "catartico", di innescare un miglioramento dell'intera situazione: l'insegnante che si rende conto con orrore di tutto ciò che avrebbe potuto accadere decide di mostrare più comprensione verso il bambino e i genitori cercano di cambiare, di adattarsi di più; e il bambino impara cosa c'era di sbagliato, come si potevano fare meglio le cose. Così, possono trarre veri impulsi di maturazione dall'evento spaventoso. Coloro che hanno vissuto con un bambino la sensazione di sollievo, persino di elevazione, una consapevolezza di sé più profonda dopo un tale evento, capiscono cosa significhi il termine "felix culpa" - la "colpa fortunata" - nella filosofia cristiana: anche se peccato e colpa dovrebbero essere evitati, può finire così bene attraverso la grazia che una persona diventa migliore, più felice (felice) dopo la colpa di quanto avrebbe potuto essere senza di essa.

Infine, c'è anche la fuga pianificata, per curiosità, attentamente considerata e preparata, talvolta con uno o più compagni. È qui che entra in gioco il cameratismo dei ragazzi che si riuniscono per agire insieme, per scappare o rubare. Questo avviene principalmente nell'adolescenza, dove si formano pericolose "bande", ma anche già nei bambini.

Le leggi secondo cui avvengono tali formazioni di gruppo sono complesse. Certamente, i ragazzi hanno molto in comune. Provengono tutti da un ambiente in deterioramento, il che certamente non significa che appartengano alle "classi sociali inferiori" della nostra società moderna. Spesso provengono da contesti molto agiati, ma la stabilità e la coesione della famiglia sono sempre disturbate, c'è la disastrosa situazione del declino del lusso, altrettanto grave quanto il declino della povertà! Ma in termini di qualità caratteriali, i bambini e gli adolescenti che si riuniscono per azioni antisociali sono molto diversi, ed è proprio per questa ragione che si trovano reciprocamente. Un ragazzo meno vitale, inattivo e senza orientamento ha bisogno di un leader che gli dica cosa dovrebbe fare, cosa segue poi senza volontà; allo stesso modo, il ragazzo con qualità di leadership ha bisogno di altre persone che lo seguano, su cui esercitano il loro potere. Spesso, non è nemmeno il leader a compiere l'atto, ma piuttosto quelli passivi senza impulsi propri. E in ogni caso individuale, ci sono altre qualità personali che legano le persone tra loro, che devono essere scoperte se si vuole chiarire i motivi e offrire aiuto personale.

Tuttavia, queste esperienze mostrano chiaramente che le esperienze non accadono casualmente a una persona e non la plasmano; c'è una relazione reciproca tra esperienza e personalità. L'individuo modella le sue esperienze proprio come queste esperienze modellano l'individuo. Entrambi, esperienza e personalità, si combinano per formare un'unità superiore.

Le fughe dei bambini sono in generale il risultato di una lunga storia tragica. Questo dimostra che il bambino in questione è stato privato di molte cose durante il suo sviluppo, soprattutto di una radicamento in una famiglia. L'unico vero rimedio sarebbe che i genitori riflettessero sul loro compito, si prendessero meglio cura del bambino, forse addirittura tornassero insieme, per ridare significato alla loro comunità. Tuttavia, spesso questo percorso non è più praticabile, troppe cose sono state distrutte e esaurite nella situazione familiare. Allora si tentano altre misure, come il collocamento in un istituto.

Il vantaggio di tale intervento risiede nel fatto che il bambino è protetto da se stesso, ha tempo per maturare e si possono utilizzare i mezzi di una buona guida educativa. Ma negli ultimi anni è diventato chiaro che il collocamento istituzionale può anche avere notevoli svantaggi. In un gruppo troppo grande e troppo omogeneo (costituito solo da bambini della stessa età), non è possibile sviluppare normali relazioni interpersonali con una persona di riferimento stabile; l'istituzione è molto isolata dalla realtà del mondo, rendendo più difficile l'integrazione in esso. Questo diventa particolarmente grave quando il collocamento istituzionale deve essere cambiato a causa di difficoltà comportamentali, o addirittura più volte.

IX/ BAMBINI E ANSIA (1982)

La legge biologica dell'ansia

I problemi d'ansia nei bambini penetrano nelle profondità dell'esistenza umana. Non è così semplice analizzare e trattare la paura in tutti i casi. No, la paura fa parte dell'essere umano! Le parole di Terenzio rimangono valide per tutti i tempi: "Sono un essere umano, niente di umano mi è estraneo" - e ciò include essenzialmente la paura, come dimostra il verso di Goethe: "Il tremore è la parte più nobile dell'umanità." Si potrebbe proporre l'idea che la paura sia legata a tutte le principali fasi di sviluppo di un bambino secondo una legge biologica. Un esempio potrebbe essere la "paura dell'ottavo mese" nei bambini molto piccoli, come descritto da René Spitz (ma basandoci sulle nostre osservazioni, può verificarsi anche molto prima, intorno ai cinque mesi): il bambino, che era aperto e amichevole verso tutti i volti umani durante i primi mesi della sua vita, reagisce improvvisamente con paura e rifiuto quando appare il volto di uno sconosciuto, rispondendo "stenicamente" con urla arrabbiate e calci, e poi "astenicamente" ritirandosi. Siamo convinti che questa paura sia correlata causalmente con una progressione dello sviluppo: la persona infantile acquisisce "contorni", emerge una consapevolezza di sé - "Io sono io, e tu sei fuori!" - e questo "fuori" sembra strano e pericoloso finché lo sconosciuto non guadagna la fiducia del bambino aspettando pazientemente e avvicinandosi con espressioni amichevoli. In alcune regioni del sud della Germania, questo evento è chiamato anche "straniero" (il bambino "si sente straniero") e descrive bene ciò che accade nel bambino.

Nel ulteriore sviluppo del bambino, esistono paure simili che si svolgono in modo simile e sono causate in modo simile: accanto agli impulsi di maturazione personale, all'acquisizione della comprensione linguistica e alla conoscenza del mondo. Tuttavia, questa crescente consapevolezza del mondo non è piacevole solo per il bambino: si rendono conto della quantità di cose strane e pericolose nel mondo, specialmente perché spesso le sperimentano in modo "magico" (il mondo magico delle fiabe è davvero adatto al bambino in tutte le epoche e culture!).

Tuttavia, in circostanze normali, ossia quando il bambino ha una costituzione sana ed è ben integrato nel proprio ambiente familiare, "ciò che salva cresce" (Hölderlin): il bambino sperimenta di poter superare i pericoli, ha fiducia nella protezione dei propri cari e si aggrappa ad essa - e così supera la paura. Non è raro osservare che un bambino attraversa diverse fasi di paura durante la sua prima infanzia ed esce generalmente da esse con uno sviluppo migliorato.

Si potrebbe supporre che questo sviluppo sia significativo, che la paura superata - ma ancora presente - sia strettamente legata alla spontaneità e alla creatività dell'essere umano, che sia un potente "motivo di perfezione". I poeti, che sono i migliori interpreti dell'esistenza umana, l'hanno descritto in modo impressionante, come ha fatto Rilke nel suo poema "Infanzia": "La paura della scuola e del trascorrere del tempo" e "oh tristezza insensata, oh sogno, oh orrore." La "funzione motivante" della paura è vividamente descritta nei sonetti di Michelangelo, nell'opera "Palestrina" di Hans Pfitzner - e soprattutto in tutta l'opera di Søren Kierkegaard, così come negli scritti dei filosofi esistenzialisti, di cui Kierkegaard è il "precursore".

Fattori Costituzionali

Tuttavia, non tutti i bambini seguono il percorso "normale" - ed è lì che hanno bisogno di aiuto psicoterapeutico. Questi sono i "primitivi sani", che sono ben "fusi" (integrati) con se stessi e con il mondo, che sono tormentati meno dalla paura e si sentono sicuri "a casa", che sanno gestire bene il mondo; non notano veramente ciò che è profondo e strano in esso.

Questi sono i bambini differenziati, più finemente organizzati, più sensibili che sono molto più inclini all'ansia; sembra che il loro sistema nervoso sia uno strumento troppo delicato che si squilibra facilmente - e questo provoca paura! Potrebbero essere processi interni che osservano con eccessiva auto-osservazione e che trovano angoscianti, come i battiti cardiaci (sta per fermarsi ora? - e questo può effettivamente causare aritmie) o la micropsia (gli oggetti nel mondo esterno sembrano anormalmente piccoli) o altri processi corporei. Tale "intellettualizzazione" o "creazione di problemi" spesso interrompe processi autonomi e inconsci - Hamburger si riferisce a essi come "neurosi dell'attenzione". Questi bambini non si sentono "a casa" nei loro corpi - spesso sono goffamente maldestri, mancano di uno "schema corporeo" - e ciò che accade nei loro corpi è strano, sconosciuto e spaventoso per loro.

Gli eventi nel mondo esterno spesso sono vissuti come disturbanti da questi bambini iper-differenziati: fenomeni naturali, tempeste (e sanno anche molto presto che questo può essere effettivamente pericoloso e insistono nel volere parafulmini dove vivono), ma soprattutto il buio e le deboli impressioni uditive e visive che sono così diverse al buio (come lo scricchiolio dei mobili o la luce che passa attraverso una finestra); gli animali, i cani e gli insetti diventano anche strani e i pericoli che presentano sono sopravvalutati superstiziosamente; infine, processi tecnici incomprensibili come il rumore dei water.

Fattori Esterni

Abbiamo precedentemente spiegato che i bambini possono essere predisposti all'ansia e ne possono essere più influenzati a causa delle loro caratteristiche psicologiche innate. Ora, è necessario discutere delle cause che risiedono nell'ambiente, soprattutto nel contesto educativo. Non è del tutto vero - o almeno non completamente vero - che gli eventi esterni siano sempre la causa dell'ansia nei bambini, come generalmente credono i genitori, soprattutto le madri, anche se spesso vengono segnalati eventi impressionanti.

Piuttosto, sorge la domanda: le esperienze arrivano solo "dall'esterno" agli esseri umani, semplicemente inviate per caso? O non c'è una disposizione interna a subire determinate esperienze, determinata, almeno in parte, da caratteristiche psicologiche preesistenti? Riguardo alla questione dell'ansia, non è vero che l'ansia preesistente attira letteralmente determinate esperienze? Un esempio tipico: è colpa del cane se il bambino prova un'ansia prolungata dopo essere stato abbaiato o morso da esso?

Ma non è più vero che è attraverso il comportamento ansioso del bambino che essi hanno provocato la reazione del cane? Il bambino normale si avvicina liberamente e con fiducia all'animale - e il cane risponde con fiducia, amicizia, a meno che non sia un cane psicopatico! E viceversa: il bambino sicuro di sé attraversa pericoli, spesso senza nemmeno accorgersene - questo è descritto magnificamente nella fiaba "Il Ragazzo che si Incamminò per Imparare Cos'era la Paura". Abbiamo cercato di descrivere le radici endogene del comportamento ansioso (va notato che in molti casi è evidente una trasmissione ereditaria, di solito dal lato materno). Ora è necessario discutere le cause legate all'ambiente, all'educazione.

La maggiore importanza risiede indubbiamente nell'assenza o nella perdita di relazioni affettive, particolarmente nell'infanzia. Abbiamo descritto all'inizio di questo capitolo l'interazione tra il riconoscimento del pericolo e dell'estraneità nel mondo - e l'instaurazione dell'equilibrio, la fiducia che viene costantemente ripristinata quando il bambino trova il terreno fertile per radicarsi nel mondo. È terribile per un bambino non avere le condizioni di salute mentale a causa di un incidente o di un fallimento umano.

Bowlby e René Spitz hanno descritto con forza queste condizioni come una "sindrome da privazione" - l'insicurezza profonda, la paura, lo sradicamento, la rottura delle relazioni interpersonali che segnano questi individui per tutta la loro vita.

Bambini del Divorzio

Il destino dei bambini provenienti da famiglie divorziate è un oceano di sofferenza che si diffonde nella nostra era, dove i vecchi valori sono in gran parte in rovina. Molto presto, molto prima del divorzio ufficiale e della separazione dei genitori, scoppiano battaglie che distruggono il terreno su cui il bambino avrebbe potuto radicarsi nel mondo, come abbiamo descritto. Le tensioni sessuali irrisolte, che diventano evidenti per il bambino anche se si cercano di nasconderle, sono una fonte della loro ansia (a differenza dell'educazione sessuale efficace attraverso l'esperienza dell'amore genitoriale!).

Una volta avvenuta la separazione dei genitori, le lotte di solito continuano, con gli ex partner che raramente superano la loro delusione. E anche se si sforzano di non coinvolgere il bambino, il bambino percepisce gli sguardi e le "parole non dette" di uno dei genitori, che comunicano la situazione tra i due. Ed è inevitabilmente coinvolto nel conflitto. C'è una lotta per l'affetto del bambino, vengono comprati con regali e promesse. Ma come può un bambino piccolo trovare una propria posizione in una situazione del genere? Un'insicurezza profonda è inevitabile. E troppo spesso, uno dei genitori, di solito quello con cui il bambino vive, usa il bambino come un'arma spietata in una lotta contro l'altro genitore, riempiendolo di odio verso quel genitore (e l'odio è un "uccisore dell'umanità"!). A. Portmann parla in questo contesto di un "ereditarietà sociale": non c'è solo un'eredità "genetica" (trasmessa attraverso i cromosomi), ma c'è anche una trasmissione del comportamento sociale centrale ai discendenti, "come un'eredità" - e quindi un destino di vita segue il corso della situazione vissuta. In linea con questa ereditarietà sociale, il bambino del divorzio è gravemente disturbato nelle sue relazioni interpersonali, tormentato dall'ansia per tutta la vita e, a lungo termine, incapace di condurre una vita coniugale appagante. Così, coloro che hanno vissuto questi problemi notano che i genitori, persino i nonni dei bambini provenienti da famiglie divorziate, provengono anche da matrimoni spezzati. E non importa quanto fondata possa essere una decisione del tribunale, non importa quanto possa essere ben consigliata la consulenza medica o psicoterapeutica, non può davvero aiutare questi bambini; la loro miseria è incurabile!

Sovraprotezione

La situazione descritta sopra è un esempio estremo della mancanza di adeguata attenzione emotiva verso un bambino, risultante da conflitti pieni di odio tra i genitori, che possono solo portare a gravi insicurezze e ansie per il bambino. Tuttavia, anche l'eccesso opposto può avere conseguenze simili: troppa attenzione, eccessiva cura (la famosa "sovrapprotezione"). Spesso, a causa dell'ansia della madre, per evitare potenziali pericoli per il bambino, ogni opportunità per loro di dimostrarsi, di diventare autonomi, viene loro tolta. Così, l'interazione tra l'esplorare l'ignoto (anche se potrebbe essere spaventoso) e mettersi alla prova, esercitare le proprie forze con tutto il "piacere funzionale" associato, viene interrotta, anche se è il modo più efficace per combattere la paura innata.

E nello stesso modo in cui i bambini che soffrono di "deprivazione" d'amore hanno una maggiore predisposizione all'ansia, anche quelli trattati con eccessiva "sovrapprotezione" sono più inclini all'ansia; entrano nella vita indeboliti, incapaci di far fronte. In entrambi i casi, manca il riconoscimento dell'indipendenza del bambino.

Nel dilemma di trovare il giusto equilibrio tra questi due opposti, la chiave è probabilmente questa: rispettare il bambino come persona, non appartenente a nessuno in particolare - il che è compatibile con l'orientamento e l'accompagnamento, esercitati con adeguata autorità.

Ora torniamo a ciò che è stato affrontato all'inizio di questo capitolo. Le fasi di maturazione di un bambino sono sempre periodi di particolare predisposizione all'ansia. Abbiamo spiegato questo per la "paura degli estranei" nei primi mesi di vita, dove una prima "autoconsapevolezza" dell'individuo è accompagnata da un'ansia specifica, e questi due fenomeni sono visibilmente strettamente legati.

Cose molto simili accadono nelle fasi successive dello sviluppo di un bambino. L'esplorazione del mondo da parte del bambino, l'acquisizione rapida di conoscenze trasmesse attraverso il linguaggio, l'instaurazione di relazioni tra le cose, che apre anche una prospettiva sull'ignoto e sull'inquietante, tutto ciò provoca una nuova ansia specifica, specialmente nei bambini predisposti all'ansia endogena (che sono appunto i più differenziati, i più sensibili).

Successivamente, quando il bambino diventa un bambino piccolo o entra nella prima età scolare, entra in comunità più vaste, come l'asilo e la scuola. I legami con la famiglia si allentano, la madre e il padre non sono più le uniche figure di riferimento (e anche questo può già essere una fonte di insicurezza per il bambino). Si apre loro un nuovo e vasto mondo: l'apprendimento sociale diventa fondamentale, la "dinamica di gruppo" con tutte le relazioni differenziate e complesse entra in gioco.

E questo ha implicazioni che possono spesso essere traumatiche, specialmente quando il bambino ha sfide da superare: goffaggine motoria o addirittura paralisi cerebrale che impedisce loro di affermarsi nelle "battaglie di posizione", o un disturbo nella regolazione degli istinti che impedisce loro di trovare le parole giuste, l'azione giusta al momento giusto, ma li fa apparire ridicoli, in ogni caso inferiori.

Questo può gettare il bambino in grande ansia, fino al rifiuto di andare a scuola e alla fuga.

Durante gli anni scolastici, si tratta non solo di acquisire conoscenze, ma anche di risvegliare il desiderio di realizzazione, l'attività mentale è elevata a un livello superiore, guidata e controllata dalle realtà della vita. Gli interessi personali iniziano a svilupparsi, la futura scelta professionale a volte sembra già prendere forma. Nella maggior parte dei casi, questo sviluppo è vissuto con gioia dal bambino, e questa fase rappresenta generalmente un periodo di maturazione felice e fiduciosa per il bambino.

Tuttavia, in alcuni casi particolari, ci sono minacce interne ed esterne. Le aspettative di rendimento e le capacità di pensare e lavorare non sono in equilibrio. È possibile che le crescenti richieste di pensiero astratto e logico non possano essere soddisfatte, o potrebbe esserci una mancanza di concentrazione (la "attenzione" al compito). Il tempo passa senza risultati, la partecipazione in classe e i compiti non hanno successo. Allo stesso modo, la perturbazione può essere causata dall'esterno. Il metodo di insegnamento dell'insegnante potrebbe non essere abbastanza coinvolgente da catturare anche coloro che erano inizialmente inattenti. Potrebbero anche parlare sopra la testa del bambino, sottovalutando le loro capacità, sovraccaricandoli quindi di un senso di sconfitta e rafforzandolo attraverso metodi punitivi, creando un peso duraturo. L'ambiente di apprendimento a casa spesso è insufficiente, addirittura traumatico.

La madre lavoratrice non ha tempo di accompagnare correttamente l'apprendimento, e il ricorso più scelto, cioè inviare il bambino a un centro di apprendimento o in collegio, non porta successo: il bambino, che avrebbe bisogno di un orientamento individuale nella situazione individuale, non beneficia delle lezioni di gruppo. Ma anche quando la madre si mette a disposizione per aiutare il bambino a imparare, spesso non va bene: proprio perché è così legata emotivamente al bambino, non sopporta di vedere il suo tesoro che va male; diventa irritabile, rimprovera e persino colpisce (e questo certamente non giova al bambino).

L'incapacità di soddisfare le richieste di rendimento può essere una fonte di grave ansia per il bambino. Questo è sempre stato il caso. Un esempio è la toccante storia di Marie von Ebner-Eschenbach, intitolata "Il Favorito," in cui un ragazzo sensibile ma meno robusto cede al suicidio perché non riesce a soddisfare le aspettative di rendimento proprie e altrui (questo accadeva intorno al cambio di secolo quando l'industrializzazione rapida portò a significative trasformazioni sociali e tensioni conseguenti). È possibile che la pressione delle prestazioni a scuola, alimentata anche dai genitori, sia ancora più forte oggi rispetto al passato - in ogni caso, ciò è generalmente lamentato e combattuto dai giovani. I vecchi valori che un tempo integravano genitori e figli in uno stile di vita e creavano condizioni favorevoli allo sviluppo armonioso della personalità sono scomparsi o stanno scomparendo. La competizione spietata regna sovrana e i bambini devono essere pronti ad affrontarla; dove ci sono limitazioni nei posti disponibili (numerus clausus), questa competizione può spesso essere distruttiva. Molti giovani combattono vigorosamente contro queste mentalità, condannano le condizioni economiche e sociali che portano a tali situazioni e, in risposta a questa incertezza e paura, adottano comportamenti che, a loro volta, spesso portano alla distruzione delle loro personalità (pensiamo ai comportamenti di dipendenza, un grave pericolo sociale dei nostri tempi!).

Pubertà e il problema dell'ansia

Adesso entriamo nel regno del periodo che segue l'istruzione obbligatoria, ovvero la pubertà e l'adolescenza. È comprensibile che ci siano ampie ragioni per essere ansiosi durante questo periodo, dato che questa fase di sviluppo è piena di contraddizioni e disarmonie. Certamente, la pubertà è la fase di sviluppo intellettuale più elevato, della capacità di astrazione e introspezione. L'esperienza di nuovi sviluppi interni porta a una sensazione di esaltazione, un nuovo senso di forza. Ma questa sicurezza non è priva di opposizione: quando confrontata con la realtà, l'inadeguatezza delle proprie prestazioni diventa spesso evidente; la sensazione di esaltazione può trasformarsi bruscamente in un sentimento depressivo, persino disperazione e disgusto per la vita. Anche l'esperienza della sessualità, che ora si afferma con forte dinamismo, è segnata da contrasti: nuove e formidabili possibilità di autorealizzazione, la possibilità di trovare il compimento ultimo dell'esistenza umana in un altro essere amato, ma anche il pericolo di prendere troppo sul serio la sessualità, di provare disgusto per se stessi, cinismo e pessimismo verso la vita, la possibilità di sentirsi colpevoli di fronte agli altri. Questo è sempre stato una fonte di tragedia, che non può essere superata con le potenze ancora non testate della personalità in questa fase; tuttavia, questo è particolarmente pericoloso nel nostro tempo, dove l'atmosfera sessualizzata, il "senso comune", rilascia solo inibizioni e svaluta tutto ciò che potrebbe fornire ancoraggio ed orientamento per un giovane. Tutti questi cambiamenti fondamentali, la rimozione dei tabù sulla modestia e sulla sessualità, non riescono ad eliminare l'ansia, che è fondamentalmente legata al dominio sessuale, anche nei giovani particolarmente predisposti all'ansia (questo non è dovuto solo a "repressioni" che potrebbero essere risolte attraverso l'analisi psicoanalitica). Proprio in quest'area, è manifesta l'"ambivalenza" di tutte le emozioni (come Sigmund Freud ha descritto in modo così brillante). Tuttavia, l'aspetto negativo di questa atteggiamento emotivo contraddittorio è principalmente l'ansia, che è considerata dagli filosofi esistenzialisti del nostro tempo come lo "stato fondamentale dell'esistenza umana".

Ma così come nelle fasi più giovani, dove le insicurezze e le ansie specifiche di ciascuna fase sono generalmente superate per portare a rinnovata fiducia e a una fase importante di sviluppo, lo stesso vale per la fase che abbiamo appena descritto: da qui, il percorso della vita continua sui sentieri già intrapresi (i grandi romanzi di formazione delle varie letterature lo testimoniano). Dovremmo imparare da tutto ciò quanto l'ansia giochi naturalmente un ruolo nel grande viaggio dell'autoscoperta umana, della separazione del bambino dal terreno materno da cui è originato, che è certamente necessaria per i processi iniziali di maturazione, ma deve alla fine essere abbandonata affinché l'individuo possa "diventare se stesso", e questo viaggio è segnato dall'ansia come un fattore importante che accompagna - e certamente stimola - le fasi di maturazione.

Ciò che conta soprattutto è ciò che ogni individuo "fa con la sua ansia", se sviluppa forze psichiche per renderle fertili nella costruzione della propria personalità o se ne soffre impotente e viene così ostacolato nella sua maturazione.

Manifestazioni psicosomatiche

Parliamo ora delle disabilità e dei sintomi di malattia causati dall'ansia. Qui si apre il vasto campo della sintomatologia psicosomatica. Per alcune di queste quadri clinici, il legame stretto con l'ansia è evidente agli specialisti. Iniziamo menzionando l'enuresi e l'encopresi, sia diurna che notturna. Se un bambino che era già stato addestrato al vasino regredisce a questi comportamenti che sono molto stressanti per chi li circonda, in alcuni casi è probabile che non osi superare il passo richiesto di maturazione verso l'indipendenza a causa della paura: "vuole" rimanere o diventare nuovamente infantile, quindi avrebbe bisogno di cure corrispondenti a quelle date a un bambino piccolo. A volte, un esame accurato potrebbe rivelare anche un evento traumatico che potrebbe aver innescato tale "regressione".

Un altro sintomo che mostra chiaramente un collegamento con l'ansia è il "vomito mattutino" o il "vomito scolastico". Un bambino si sente inadeguato di fronte alle richieste scolastiche, valutando giustamente o sottovalutando le proprie abilità e le reali richieste che gli sembrano insormontabili; a volte, è davvero un insegnante troppo severo che spaventa il bambino. Si potrebbe descrivere il vomito mattutino, che indica così chiaramente il rifiuto ansioso di una situazione opprimente, come il "linguaggio dell'organo", ma si potrebbe anche sostenere che vengono utilizzate connessioni vegetative previste durante il passaggio dalla fase del sonno "trofotropica" alla fase di veglia "ergotropica" dell'organismo (anche normalmente, le difficoltà vengono percepite come molto spiacevoli da individui sensibili). In ogni caso, il "vantaggio dalla malattia" in questa sintomatologia è considerevole: un bambino che è "così malato" da vomitare, ovviamente "non può" andare a scuola - e così sfugge alla situazione che induce ansia (queste pressioni, così come i sintomi vegetativi correlati, sono magistralmente descritte nella storia di Hanno Buddenbrook di Thomas Mann). Tuttavia, questo vantaggio è solo apparente: la situazione non è risolta, la soluzione è solo posticipata o addirittura complicata nella realtà. Se vogliamo veramente aiutare il bambino, dobbiamo toglierlo da questa difficile situazione, che verrà descritta a breve. È utile notare solo che i sintomi legati all'ansia possono manifestarsi anche in molti altri organi. La chiarificazione della genesi è un prerequisito importante per una terapia di successo (ovviamente ciò non vale senza eccezioni: talvolta i sintomi psicosomatici possono essere gestiti senza identificare le cause sottostanti; vedere la nostra sezione sulla "terapia suggestiva"!).

Terapia

Alla fine di questo capitolo, è necessario discutere ciò che appare ripetutamente come obiettivo di tutto il lavoro: la questione terapeutica dell'ansia. Se il lettore accetta ciò che è stato detto all'inizio della sezione, ovvero che l'ansia è universalmente umana, allora la psicoterapia dovrebbe riguardare solo forme particolarmente problematiche di ansia, quelle che mettono in pericolo la personalità.

In primo luogo, esaminiamo cosa può ottenere la chiarificazione intellettuale delle cause dell'ansia. Informando il bambino sulle realtà, sulle cause naturali e fisiche degli eventi, l'ansia può perdere gran parte del suo carattere spaventoso. Il bambino può imparare a gestire meglio le cose; non sembrano più strane ma piuttosto familiari. Tuttavia, deve essere compreso che le spiegazioni razionali hanno un effetto molto limitato sull'esperienza del bambino, non solo perché sorgono dubbi su se "questo si applichi specificamente a questa cosa" (Goethe). Il motivo principale dell'inefficacia dell'esplicazione intellettuale, tuttavia, risiede nel fatto seguente: la filosofia esistenzialista, esprimendo una verità umana, distingue tra la paura legata alla realtà e l'ansia che spesso sorge senza fondamento reale, proveniente dalle profondità del regno emotivo della persona e tormentando proprio perché non può essere giustificata razionalmente. Pertanto, la chiarificazione non sempre guarisce l'ansia, ed è molto dubbio che questo possa sempre essere ottenuto attraverso complessi metodi psicoanalitici, che sia interpretando il gioco del bambino o usando altri metodi analitici classici; sarebbe necessario un continuo auto-esame critico per sapere se qualcosa non viene "proiettato" sul bambino, qualcosa che non è attivo in realtà all'interno di lui (in questo contesto, vale la pena leggere ciò che Anna Freud - "la grande figlia di un uomo immortale," E. Jones - scrive in modo critico sull'analisi dell'infanzia: secondo lei, è utile solo in casi piuttosto rari).

Tuttavia, una cosa è certa: coloro che devono occuparsi di bambini ansiosi - siano essi genitori, educatori o psicoterapeuti - devono essere in grado di dominare la propria ansia attraverso l'uso del ragionamento adulto e la responsabilità matura; ciò che conta qui è l'atteggiamento emotivo, non ciò che la madre dice al suo bambino. Se anche lei ha paura, nonostante le sue parole rassicuranti, il bambino se ne accorge molto bene, e questo porta al temuto "duetto" dell'ansia, in cui la madre e il bambino "giocano" il proprio ruolo, poiché il bambino generalmente si spaventa quando sente l'ansia della madre, e a sua volta, la madre è sconcertata dai sintomi d'ansia del bambino (lo stesso vale per la relazione tra animali e umani: l'animale sente infallibilmente se l'umano ha paura di lui, della sua superiorità fisica; solo l'addestratore impavido può avere successo).

Gestione educativo-terapeutica

Nella "direzione pedagogico-terapeutica" del bambino ansioso, è importante fornirgli l'opportunità di impegnarsi in un'attività che gli procuri successo. La creazione artistica è la più benefica; il bambino può rappresentare simbolicamente la sua ansia attraverso di essa, il che di per sé è un atto liberatorio. Sappiamo che gli artisti hanno sempre fatto la stessa cosa ovunque: liberarsi dalla loro ansia, spesso particolarmente forte nei soggetti molto sensibili, attraverso il loro lavoro. Questa è una delle sfide più difficili ma anche più utili dell'educatore - incoraggiare il bambino in tali attività, assistere con i problemi tecnici, ma senza forzarlo, senza spingerlo in determinate direzioni stilistiche (che purtroppo accade troppo spesso nell'educazione artistica delle nostre scuole e ostacola la creatività dei bambini).

Tuttavia, ancora più importante della pratica di una tecnica specifica è il sostegno pedagogico-terapeutico fornito al bambino attraverso il coinvolgimento umano. Il terapeuta sta accanto al bambino, che in latino significa "inter-esse", "esserci" - con il proprio coraggio, la propria audacia. Questo è altrettanto "contagioso" come la paura della madre (che scoraggia così il bambino). L'atteggiamento impavido dell'educatore convince molto più di molti argomenti ferventi: la vita non è priva di speranza, si può riuscire ad affrontare il mondo.

In molti casi, tuttavia, il bambino è così coinvolto nell'ansia della madre (indipendentemente da dove possa provenire questa attitudine della madre) che è impossibile separarli. Pertanto, spesso è necessario allontanare il bambino dalla sua famiglia per un certo periodo e ammetterlo in un'unità di terapia pedagogica o psichiatrica per bambini. Qui entrano in gioco la dinamica di gruppo, il team: medico, psicologo, insegnante ed educatore - nessuno di loro ha paura con il bambino; altrettanto efficace è la convivenza con i coetanei impegnati in attività gioiose durante tutto il giorno. Coinvolgono tutti il bambino ansioso nella vita comune, e l'ansia si sgretola gradualmente, per così dire, strato dopo strato: non "possiede" più il bambino, e persino diventa ridicola per lui, soprattutto dato che spesso possiede un'autoreflssione accentuata!

Conoscenza di sé

Un ultimo passo deve essere descritto con cautela quanto necessario. Abbiamo già accennato che i bambini ansiosi sono spesso psicologicamente molto differenziati, molto sensibili. La loro profonda esperienza personale mostra loro quanto sia strano e pericoloso il mondo. A volte, è veramente utile guidare un tale bambino verso la realizzazione che l'ansia ha uno scopo nella sua vita, che è un "catalizzatore verso la perfezione". Tuttavia, questo non può essere suggerito loro, poiché ciò potrebbe portare a un approccio nevrotico e intensificare solo l'ansia. Invece, il terapeuta deve suscitare la consapevolezza del bambino attraverso domande empatiche, permettendo loro di giungere alla conclusione di accettarsi così come sono stati plasmati e modellati dal destino. Questo obiettivo, come abbiamo imparato, non è troppo ambizioso. I bambini differenziati sono a volte capaci di raggiungere tali livelli di comprensione già alle scuole primarie. Il pensiero sviluppato qui è simile a quello che Viktor Frankl intraprende nella sua "logoterapia": aiutare l'essere umano sofferente nella sua "ricerca di significato", attraverso un discorso chiarificatore, per scoprire il significato della sua vita.

In questa parte del nostro lavoro, è riflesso l'intero spettro delle possibilità umane e della sofferenza umana, insieme alla speranza di poter fornire assistenza attraverso l'umanità. La lotta nel "campo di battaglia della vita" non è priva di speranza.

X/ ECCESSO E DIPENDENZA (1981)

Un'esperienza indimenticabile: siamo a Delfi - e immediatamente, ciò che emerge è che questo è stato un luogo sacro fin dai tempi immemorabili. Il mare è lontano, da dove venivano la maggior parte dei pellegrini. E dietro di noi si erge la ripida scogliera del Monte Parnaso, lacerata da burroni, sorvolata dalle aquile. La sorgente di Castalia, che un tempo dissetava e ispirava i poeti, si è prosciugata - ma il luogo è ancora magnifico. E la nostra guida, ancora catturata dall'antica grandezza, racconta la storia: come Febo Apollo scese dal Parnaso dopo aver ucciso il drago Pitone in una feroce battaglia, il drago personificante le forze oscure e primordiali; ma Apollo, lo splendente vincitore, rappresenta la nuova era: quella della chiarezza intellettuale, del dominio sugli impulsi, della comprensione della natura dove, seppur sempre minacciati, il Vero, il Buono e il Bello devono regnare. Ai piedi della ripida scogliera, dove la caduta trova un momento di riposo, dove la sorgente sgorga ancora, c'è un santuario che sorge da tempi insondabili. Apollo comanda ai sacerdoti che risiedono lì di costruirgli un tempio, un eterno monumento alla sua vittoria. Su entrambi i lati del timpano, secondo le sue istruzioni, si dice che verranno poste iscrizioni - sulla facciata: "Γνῶθι σεαυτόν", "gnothi sauton", "conosci te stesso!" sul retro: "Μηδὲν ἄγαν", "meden agan", "niente in eccesso, esercita la moderazione!" E queste due parole, credo, incarnano l'Occidente, che ha attraversato una lunga e dolorosa storia, a cui ci teniamo ancora saldamente. Chi si conosce, chi si confronta in modo critico e responsabile, farà anche ciò che è giusto; e chi pratica la moderazione, che non supera i limiti, vive in pace con sé stesso e con la comunità. Tutto questo è contenuto in queste parole concise. E continua lungo tutta la nostra storia condivisa.

L'essenza di tutto ciò è determinata dalla "virtus" romana, la virtù maschile misurata, utile e adatta alla vita, presto elevata alle vette di una vita plasmata dalla religione nell'opera di San Benedetto, celebrata quest'anno qui a Salisburgo. E "diu maze", praticare la moderazione, era una richiesta centrale del cavalleresco Medioevo. Le grandi epopee di quel tempo, scritte come esempi di vita plasmata e con evidenti intenti educativi, illustrano l'importanza di questo principio in particolare.

È opportuno respingere un errore fin dall'inizio che può insinuarsi in tali discussioni. "Misura" non significa mediocrità, la "aurea mediocritas", in cui si vive comodamente perché si sono rinunciati alle tensioni della vita. Specialmente i giovani, così come gli educatori "progressisti" che li guidano, pensano che ciò abbia una connotazione di vecchiaia. Questa attitudine di base è attribuita agli anziani: "hanno tutto alle spalle / e sono, grazie a Dio, virtuosi" - ma chi ha detto ciò era Wilhelm Busch, un uomo solitario, malizioso, incapace di amore, depressivo, che vedeva il mondo attraverso le sue lenti oscure, scettiche (che avevano certamente grandezza!) e disperate.

Come educatori responsabili, dobbiamo anche affrontare ciò che la richiesta di moderazione significa per i giovani di oggi. La tesi che emergerà da questi sviluppi è la seguente: gli esseri umani sono sempre in pericolo di perdere la misura, è profondamente radicato nella loro esistenza (altrimenti l'avvertimento non sarebbe inciso sul tempio di Delfi); i giovani sono particolarmente esposti a questo pericolo e oggi si manifesta in modo molto pronunciato.

L'uomo, liberato - o espulso - dalla sicurezza offerta dalle regolamentazioni istintuali, cerca con la sua intelligenza mezzi e metodi per affrontare i pericoli del mondo. Acquisisce potere sulla natura - ma la maltratta altrettanto (non ci siamo resi conto, in un periodo in cui il nostro potere non era così grande, dei pericoli a cui ci esponiamo). L'ambizione di dominare la natura con le nostre arti (cioè la parola greca "techne", che ha dato origine alla tecnologia) non ha mai tenuto conto della misura appropriata; ha sempre mirato spietatamente al futuro (quando il saggio greco diceva che avrebbe sollevato la Terra dai cardini, avrebbe richiesto solo di dargli un punto per posizionare la leva - questo certamente non suona moderato).

È solo tardi nella storia che gli uomini, o almeno alcune voci nel deserto, diventano consapevoli del pericolo di perdere la misura; dobbiamo fare marcia indietro, altrimenti distruggeremo la natura, depredando il bellissimo pianeta blu, la Terra.

I pericoli di perdere la misura sono maggiori durante l'adolescenza. I processi in cui si formano nuove cose all'interno dei giovani, sia a livello fisico (soprattutto endocrino) che mentale (ristrutturazione fondamentale dell'autocoscienza) - hanno un elemento di intossicazione e sono vissuti anche come tali dai giovani: "la giovinezza è l'intossicazione senza vino", si è sempre detto. La misura non è né cercata né trovata in quei momenti. Gli educatori dovrebbero capire che in presenza degli estremi che si manifestano nei giovani durante la pubertà si può chiedere una certa moderazione. Predicare la moderazione in questo senso accentuerebbe solo il divario generazionale - tali richieste suscitano già le ire dei giovani con i capelli bianchi. Ma questo equivoco "biologico", per così dire, ferisce profondamente entrambe le parti. Ciò porta a condanne premature che non portano né comprensione né miglioramento, ma rafforzano solo l'amarezza.

Un altro fatto deve essere discusso prima di affrontare il nostro argomento principale: le forme contemporanee di eccesso e dipendenza. Se gettiamo uno sguardo sulla storia dell'umanità e sui paesi di tutto il mondo, osserviamo sempre questa aspirazione appassionata a trascendere se stessi nell'estasi, a superare se stessi, persino ad ampliare la coscienza umana (Aldous Huxley esercitò un'influenza pericolosamente seducente sulla gioventù del suo tempo con il suo libro che porta questo titolo). Affronteremo in seguito gli effetti devastanti delle droghe sulla personalità. Tuttavia, è certo che l'intossicazione possa risvegliare impulsi creativi nelle persone dotate di genialità - e qui sta l'importanza! - e che alcuni geni possano creare solo in uno stato di intossicazione (molto simile a come un'emergente malattia, come la megalomania cerebrale, ha scatenato la loro creatività, spingendoli all'azione - Nietzsche e Maupassant sono esempi inquietanti). Tuttavia, l'intossicazione non porta al genio stesso; rivela solo la personalità che vi si getta. Deve essere sottolineato, però, che l'intossicazione, l'alterazione della reattività cerebrale causata da certi farmaci, esercita davvero un fascino misterioso sull'essere umano. Gli antichi Greci, tra i popoli più saggi di tutti, associavano Dioniso ad Apollo, Febo: Apollo incarna la chiarezza, persino il pensiero moderato che evita l'hybris, il sacrilegio della passione eccessiva, mentre Dioniso è il dio dell'intossicazione. Cosa cercavano in lui? "Questo arricchimento che la vita può sperimentare, questo fatto di essere portati dalla corrente della vita, il piacere delle possibilità che non esigono di essere afferrate nell'eccesso e nell'infinito" (v. Gebsattel). L'individuo cerca di preservare il suo equilibrio psichico in reazione a una siccità dell'esistenza, a un'ostruzione dei principi. E cerca l'euforia, la sensazione che rende più leggero tutto ciò che è difficile e opprimente (naturalmente, ciò comporta sistematicamente gli effetti successivi: postumi, depressione, che saranno discussi più avanti). Fino ad ora, abbiamo esaminato i criteri generali dell'umanità e le caratteristiche tipiche delle diverse fasi dello sviluppo. Ora, nella parte principale della nostra esposizione, è essenziale discutere le manifestazioni della dipendenza nel presente e nella nostra cultura. È chiaro per tutte le parti responsabili che si sono verificati cambiamenti allarmanti in questo senso. L'opulenta situazione dei paesi occidentali offre una moltitudine di sostanze capaci di alterare la coscienza, tra cui droghe provenienti dall'Oriente, dal Medio Oriente e dall'Estremo Oriente. Questo è diventato un mercato enorme. L'assorbimento completo degli tossicodipendenti nei confronti della sostanza che crea dipendenza conferisce all'offerente un potere immenso: non solo il potere del denaro, ma anche il potere di prendere il controllo completo sugli altri (che costituisce certamente una forte motivazione per il "rivenditore"). Tuttavia, i tempi moderni hanno anche introdotto sul mercato una massiccia offerta di prodotti farmaceutici che possono portare alla dipendenza: ipnotici, analgesici e sedativi (destinati a alleviare o eliminare tensioni insopportabili, promuovere il sonno e l'oblio, ridurre lo stato di coscienza nel complesso - ma ovviamente, le tensioni non sono veramente risolte, la situazione complessiva è solo peggiorata!); e succede che le persone consumino farmaci con effetti diametralmente opposti, talvolta le stesse persone che assumono anche farmaci sedativi - stimolanti destinati ad aumentare gli impulsi e elevare lo stato di coscienza (come se ciò inducesse un'attività genuina in grado di risolvere compiti assegnati!). E infine, ciò che è particolarmente ricercato sono le sostanze con effetti psichedelici e allucinogeni che inducono un'alterazione globale dello stato di coscienza, causando sogni vividi (letteralmente colorati) e allucinazioni sessuali (anche se in questi casi è certo che la personalità modificata contribuisca anch'essa - il che, quando descritto in modo convincente, esercita un pericoloso effetto seduttivo sugli altri). Ora arriviamo al punto cruciale della nostra esposizione: ciò che spinge principalmente i giovani ad abbandonare ogni freno umano in tal misura e a gettarsi nella dipendenza come in un abisso - molti ne sono perfettamente consapevoli, sembrano addirittura cercarlo: come un suicidio esteso, come una autodistruzione accettata al meno in parte. Siamo abituati a discutere innanzi tutto i fattori innati e ereditari in queste questioni.

Sebbene le ricerche moderne spesso si concentrino ossessivamente sulle condizioni ambientali e familiari, ignorando altri aspetti, studi imparziali dimostrano che esiste una significativa predisposizione ereditaria in un alto numero di casi (alcolismo, depressione, tassi elevati di suicidio nell'ascendenza). Tuttavia, l'osservazione attenta ha da tempo rivelato che vi sono gravi difetti nella situazione familiare di questi giovani a rischio. La storia di questi individui che sono diventati difficili, persino impossibili, da "socializzare" mostra quale imprinting essenziale può fornire una famiglia sana e come un bambino difficilmente possa svilupparsi in modo sano in assenza di questi fattori.

Quando si esamina la struttura familiare dei giovani che lottano con la dipendenza, si trova un gran numero di famiglie disturbate o spezzate, sia a causa della morte del padre o, ancora peggio, attraverso il divorzio (un dato: tra i giovani studiati da Rosenberg in Australia, solo la metà di coloro che sono stati intervistati viveva con entrambi i genitori fino all'età di 15 anni). Ma anche in assenza di una rottura familiare così evidente, in molti casi si possono identificare errori educativi gravi: un'educazione eccessivamente rigida, persino abusiva, o un'educazione eccessivamente "protettiva": poiché l'aderenza al principio della giusta misura è al centro di questa discussione e dell'intero simposio, è facile capire che un giovane non può raggiungere l'indipendenza e la responsabilità se la sua libertà è limitata, se non gli viene prima "concesso di allentare la presa" e poi lasciato completamente alle proprie decisioni, affinché possa trovare la sua misura (naturalmente, va sottolineato che, in conformità con la legge biologica, un giovane bambino ha bisogno di una guida intensiva finché non può essere veramente "libero"). Tuttavia, gli errori educativi nelle famiglie da cui provengono gli individui dipendenti non sono necessariamente ovvi o chiaramente riconoscibili dopo un'analisi approfondita. Ci sono casi in cui l'ambiente appare abbastanza ordinato, dove atteggiamenti negativi e situazioni conflittuali non sono discernibili all'osservatore, o sono così diffusi che una persona pienamente capace potrebbe emergere dalla stessa situazione. Questo ci insegna che le relazioni di causa ed effetto nel campo degli esseri umani non sono così semplici: cosa ostacola lo sviluppo di un giovane? Cosa lo favorisce, in modo che le difficoltà che affronta offrano loro l'opportunità di sviluppare forze, in modo che possano ringraziare tutte le loro preoccupazioni - tali situazioni di emergenza giocano un ruolo significativo nelle storie di vita di individui importanti. Per quanto limitato possa essere lo spazio per la libertà in molti casi, raramente superato in momenti fugaci - esiste! L'uomo non è del tutto manipolabile dalla sua situazione; rimane "l'ignoto" ("l'uomo ignoto"), in definitiva sfuggente alla psicologia. Ma che aspetto ha il profilo del carattere del "dipendente"? È chiaro che in ogni caso individuale devono essere identificate le caratteristiche uniche - è solo in questo modo che si può aiutare una persona in pericolo, poiché sono uniche e irripetibili. Tuttavia, ci sono anche molte caratteristiche comuni nei caratteri, riconosciute da tutti coloro che hanno esperienza con individui dipendenti.

Prima di tutto, si descrive una "tolleranza alla frustrazione" ridotta: questi giovani non sono capaci di sopportare il fallimento, il dolore, le intense emozioni (dolore, abbandono, non accettazione, confronto con individui più forti, più belli, più talentuosi) e di integrarle correttamente nella propria concezione di vita - il che costituisce precisamente un fattore centrale nella filosofia dell'educazione psicodinamica. Vivere con le proprie emozioni, usarle come compagne - pur essendo "al di sopra" della critica e della responsabilità, cioè non esserne "sopraffatti" o dominati - deve essere imparato da ciascuna persona sin da giovane, sapendo che la "fase oppositiva" e soprattutto l'adolescenza sono fasi critiche dello sviluppo, cioè fasi decisive (ciò include anche il riconoscimento che i sentimenti e le emozioni non sono condizionati solo dall'esperienza esterna, ma anche dallo stato interno, e quindi non si può semplicemente "lasciar andare" in questo ambito). Se qualcuno non ha imparato questo - sia perché gli mancava la capacità appropriata dall'interno, sia perché non è stato insegnato dagli educatori - è un grave difetto di personalità. E la possibilità di deviare su percorsi sbagliati, cioè quello della dipendenza, è pericolosamente vicina. Si cerca di evitare il dolore (specialmente in coloro che hanno una predisposizione "distonica" del sistema nervoso autonomo), si cerca di euforizzarsi per sfuggire ai sentimenti di disagio, depressione - o, con uno degli allucinogeni, di sfuggire in un mondo onirico che sembra offrire ciò che la realtà non offre. Un'alterazione delle relazioni con la realtà (di cui abbiamo già discusso) si verifica anche perché il "difetto" di comportamento inappropriato viene esternalizzato - e la situazione generale attuale nei paesi civilizzati sembra favorire questo. Dobbiamo tornare al concetto di "stato interno": i sentimenti, quando soddisfatti o addirittura saturati, si rivoltano facilmente (è per questo che niente è più difficile da sopportare di una serie di bei giorni in cui tutto è troppo facile). La situazione lussuosa moderna in cui tutti viviamo, soprattutto la classe sociale da cui proviene un gran numero di giovani dipendenti, non fornisce soddisfazione, ma disgusto (che può essere espresso solo nel gergo volgare prevalente). Si forma una "sottocultura", autentica nel suo modo di vestire, pettinarsi, parlare, comportarsi sessualmente, rinunciare all'igiene o persino odiarla. Si intraprende quindi un percorso, dal quale spesso non c'è ritorno possibile - perché poi entrano in gioco gli effetti dannosi delle droghe addictive, che dobbiamo ancora discutere. Un altro gruppo a rischio di dipendenza è costituito dai giovani disoccupati che cercano, nel delirio indotto dalle droghe, una soluzione a breve termine alla loro disperata situazione. Ma anche qui, la causalità è complessa: molti di questi giovani manifestano proprio le caratteristiche di personalità descritte in precedenza: non sono stati in grado di intraprendere il difficile percorso della scuola o della formazione professionale e hanno abbandonato. Tuttavia, l'aspetto tragicamente serio della nostra questione non è ancora stato affrontato nelle sviluppi precedenti: sta nel fatto che la dipendenza è una grave malattia (il termine "dipendenza" deriva dal termine "siech," certamente non da "ricerca"!), una malattia per cui non c'è salvezza attraverso gli sforzi dell'individuo dipendente da solo - l'espressione inglese "drug addiction" lo esprime bene: "Verfallenheit" (decadimento) davvero! L'implacabile schiavitù da certe droghe ha conseguenze fisiche e psicologiche gravi - specialmente con gli oppiacei, in particolare l'eroina, ma anche in misura minore con altre droghe. L'abitudine, specialmente all'eroina (la droga pesante più comunemente usata), porta a tollerare e richiedere dosi sempre più elevate ("aumentata tolleranza"). Se queste dosi non sono disponibili, o se la droga viene improvvisamente tolta al tossicodipendente, porta a "sintomi da astinenza" che sono soggettivamente estremamente dolorosi, ma se l'organismo è già molto indebolito, possono essere fatali: gravi sintomi vegetativi come sudorazione, vomito violento, dolore, crampi, delirio, ansia o persino stati allucinatori, che portano al collasso vegetativo. Il termine "abbandono" si applica particolarmente al comportamento psicologico del tossicodipendente: la volontà di guarire è completamente spenta, la forza mentale è concentrata unicamente nell'ottenere "la sostanza", anche attraverso gravi atti criminali, con totale abbandono di un'esistenza "borghese". Quello che appare come un rifiuto di un'esistenza considerata normale, o persino un rifiuto della comunità umana, un'incapacità di vivere con essa, si manifesta in modo

164

evidente, sicuramente già ancorato nel "carattere da dipendenza", è uno dei requisiti, proprio come l'intolleranza alla frustrazione descritta in precedenza; e come in questo caso, l'incapacità di vivere in comunità è rafforzata dai processi distruttivi che seguono il consumo di droga. Quello che accade nell'intossicazione da oppiacei, ancor più con gli allucinogeni, ma anche con il cannabis, avviene in completa solitudine - e anche se le droghe intossicanti vengono consumate insieme, alle feste all'eroina o alla cannabis, è solo una "solitudine condivisa"!

La causa di un tale comportamento "disumano" è certamente una profonda perturbazione delle emozioni e della mentalità: P. Schröder ha definito la "mentalità" come la capacità di stare con gli altri - ed è accurato: è quell'aspetto della personalità attraverso il quale si percepisce ciò che l'altro emana e irradia verso di sé e che consente di interagire con loro, persino di attaccarsi con amore e lealtà. Ed è certamente la sofferenza di non possedere tali capacità che può spingere una persona a cercare, nell'intossicazione, ciò che viene loro negato a causa della loro incapacità relazionale.

Dopo aver descritto ciò, è facile comprendere quanto possa essere terribilmente difficile il trattamento dei giovani tossicodipendenti: come costruire ancora l'umanità nel paziente, nonostante gli ostacoli "endogeni" - questa è la sfida che dobbiamo affrontare in conclusione.

Tuttavia, saremmo incompleti se non affrontassimo brevemente anche l'alcolismo. Ciò è giustificato dalle proporzioni numeriche. Ci sono circa 60.000 tossicodipendenti da eroina nella Germania Ovest e un decimo di quel numero in Austria; tuttavia, si sa che il numero effettivo potrebbe essere molto più alto. Il numero di alcolisti e persino di coloro che sono in pericolo a causa dell'alcol è molto più alto, però. Ma durante l'adolescenza - ed è soprattutto di questo che siamo interessati qui - le forme gravi di alcolismo che portano alla distruzione della personalità sono meno comuni; nella maggior parte dei casi, le conseguenze minacciose (psicosi e cirrosi epatica fatale) si manifestano solo molto più tardi.

Tuttavia, in certi gruppi di giovani, si è verificato uno sviluppo preoccupante: l'alcol viene consumato insieme ad altre droghe, soprattutto tranquillanti. Tuttavia, ciò porta rapidamente a una vera dipendenza a cui ci si aggrappa e dalla quale è difficile sfuggire. E per un certo numero di questi giovani, è l'ingresso nelle "droghe pesanti" con tutte le terribili conseguenze.

I bevitori appartengono a tipi molto diversi - questo è ciò che differenzia la questione da quanto è stato descritto finora. Per molti, l'alcol è letteralmente un mezzo per socializzare: pensano che possa liberare inibizioni che separano le persone l'una dall'altra - questo è cantato in innumerevoli canzoni, spesso in orgie sdolcinate; e così facilmente quanto l'atmosfera rilassata può trasformarsi in irritabilità, aggressività - o tristezza! Naturalmente, entra in gioco anche la personalità dell'individuo.

La vita tragica di Josef Weinheber, il cui alcolismo ha senza dubbio contribuito alla sua infelice scomparsa, si svolge in modo diverso. Lui soffriva di "vergogna e paura della morte" nella sua lotta contro il "veleno comprensivo" (come già dice in una poesia precoce), la disperazione cresceva, è davvero impossibile placarla nell'intossicazione. Ma in momenti di elevazione, raggiunge versi come: "sorgente lontana / la tua strofa più intima si chiama misura e silenzio" (in una poesia - in una strofa sapphica! - su una visita alla taverna). Così, ciò che Mörike scrive su Mozart si applica sicuramente anche a lui: "Eppure, sappiamo che questi dolori sono fluiti via, purificati e puri, in quella profonda sorgente, che, zampillando da cento tubi d'oro, inesauribilmente, nel ritmo delle sue melodie, diffonde tutte le sofferenze e tutte le gioie del cuore umano." Tuttavia, nella maggior parte dei casi, è la pura miseria che si manifesta quando qualcuno cade vittima dell'alcol: la distruzione delle relazioni umane più profonde, il declino economico, la degradazione mentale e il deterioramento fisico.

In una discussione su "eccesso e dipendenza" tra i giovani, deve essere affrontata anche una forma molto sinistra di caduta: il coinvolgimento in una delle "nuove religioni giovanili", che presenta una somiglianza fatale con la dipendenza, anche in termini di prognosi sfavorevole.

I giovani si radunano attorno a un leader e salvatore che proviene dal lontano Oriente o utilizza formule linguistiche e ideologiche originate da lì. (Questo si riflette anche nei nomi fantastici delle sette: Hare Krishna, Chiesa dell'Unificazione (Mun), Scientologisti, Missione Divina di Salvezza, Figli di Dio). I loro seguaci non solo abbandonano tutti i loro averi ma anche i loro pensieri e la loro volontà a questo salvatore; si allontanano dalla società, specialmente dalle loro case, con un sinistro odio; attraverso tecniche molto efficaci (privazione del sonno, digiuno, meditazioni guidate (la "Meditazione Trascendentale" è uno di questi slogan), rituali rigorosamente abbandonati), ciò porta a un alto livello di "depersonalizzazione", che è allarmantemente simile a ciò che sappiamo sulla distruzione della personalità attraverso le droghe. I leader hanno un tale controllo su coloro che hanno schiavizzato che possono verificarsi eventi scioccanti, come il suicidio di massa di quasi mille giovani in Guyana.

Come è possibile?, chiede con preoccupazione chi si interessa agli esseri umani. Ora, il sentimento religioso e l'aspirazione sono insito in questa specie fin dalla sua esistenza sulla Terra; ma fin dall'inizio, questa aspirazione può anche essere pervertita, si compiono "sacrifici umani impensabili". Ma riconosciamo anche quanto debba essere difficile allontanare i giovani da questi percorsi errati o almeno cercare di riportarli alla misura e all'umanità. Ma naturalmente, cosa stiamo facendo per prevenire che ciò accada? Possono questi giovani rimanere radicati nel dominio della Chiesa?

Ciò ci porta a problemi terapeutici. È facile capire quanto debba essere difficile, dato l'approfondimento delle radici dei comportamenti anomali nella personalità di questi giovani - e la gravità dei danni causati dalle droghe in molti casi. Così, in certi modelli terapeutici, si segnalano tassi di fallimento fino al cento percento: che sia dove si pensa che i metodi persuasivi e ambulatoriali siano sufficienti, o nei tentativi di inserimento nei servizi clinici che non sono del tutto dedicati a questo compito terapeutico in termini di personale e risorse materiali. Il successo non dovrebbe essere atteso attraverso la "criminalizzazione" degli tossicodipendenti, soprattutto dei giovani, anche se vi è accordo nel rendere più severe le pene per i venditori e i distributori (spacciatori) - ma loro sono troppo ben organizzati e solo una piccolissima parte di loro viene catturata.

C'è consenso sul fatto che solo i trattamenti a lungo termine in regime di ricovero offrano prospettive di successo per i tossicodipendenti. Non si tratta solo - e non principalmente - di misure mediche (come la gestione dei sintomi di astinenza), ma dell'interazione umana. Si tratta di ricostruire l'umanità, la solidarietà con gli altri, che sono state sepolte o non sviluppate a causa di un'intossicazione cronica, e di fornire "assistenza allo sviluppo" in questa area. Non è una questione di tecnica o di un sistema pedagogico specifico, ma della capacità dello psicoterapeuta di comunicare con l'altro, di essere presente per loro, di dare sostegno (per molti, è la prima volta nella loro vita - e si meritano davvero? - ma qualcuno merita davvero la grazia di Dio e la gentilezza umana? Non è sempre un dono, dato liberamente, gratia, donum gratis datum?). Tale azione fa parte degli incontri umani primitivi.

Questo richiede tempo e pazienza. Chiedere troppo presto al paziente l'impossibile li riporterebbe a uno stato di disperazione, a una regressione. L'obiettivo della terapia è permettere al paziente di ritrovarsi, guidarli verso la realtà della loro situazione di vita; si tratta anche di guidarli verso il mondo del lavoro, un'esperienza completamente nuova per molti, mai sperimentata prima. Per farlo, sia il paziente che le persone che li trattano devono riconoscere accuratamente le loro capacità, al fine di fornire loro successi, che è un rimedio importante.

Per raggiungere tali obiettivi, è necessario un team ben coordinato, certamente sotto una leadership ferma ma senza pretendere la supremazia sugli altri membri, con diversi livelli di formazione e metodi diversi, ma convergenti verso un obiettivo comune, in particolare nella solidarietà umana, in modo che il paziente non possa sfuggire a questo fronte unito della comunità che lo assiste. (Si dice che un istituto modello a Berlino chiamato "Synanon" - "Le persone imparano a vivere" è scritto sulla porta d'ingresso - che adotta la forma di vita comunitaria, rigorosamente ma incoraggiantemente diretta da persone già profondamente immerse nella dipendenza, e si segnalano successi che superano di gran lunga quelli delle istituzioni ufficiali. Ma questo è probabilmente attribuito al piccolo gruppo e alla spinta speciale dei leader). Non si può parlare di guarigione per individui così gravemente colpiti finché non sono diventati nuove persone, con una critica efficace di sé e la capacità di essere "con gli altri", di assumere le responsabilità che ne derivano.

Il cerchio delle mie osservazioni si sta chiudendo. È possibile, cari ascoltatori, che tra voi, che mi sentite parlare ogni anno in questo luogo di questioni educative centrali, oggi si sia diffusa una crescente meraviglia o addirittura disagio: perché sta parlando di un argomento così specializzato ed estremo oggi? Questo ci riguarda?

Bene, potete credere dalla mia esperienza pluriennale: traiamo la nostra comprensione delle condizioni in cui si trova il comportamento umano, soprattutto il comportamento sociale, principalmente dalla comprensione delle variazioni estreme, dei disturbi mentali gravi, dei criminali, dei tossicodipendenti. È dall'esperienza del contrario che comprendiamo i determinanti essenziali del comportamento.

Tuttavia, questo ci porta a conclusioni che sono molto più importanti - e promettenti - delle mansioni terapeutiche degli tossicodipendenti che abbiamo appena descritto, ovvero il problema di come prevenire che i giovani cadano nella tossicodipendenza e persino nella dipendenza pseudo-religiosa, distruggendo così le loro vite. Quali

170

sono le condizioni per uno sviluppo sano?

I giovani hanno bisogno di noi, dei loro genitori e degli educatori: del pane dell'amore (molto più del pane del cibo), del pane del tempo che concediamo loro (nonostante le richieste di lavoro poste sui genitori - ma quale situazione disastrosa per i bambini lasciati a se stessi!); hanno bisogno della nostra comprensione per le loro tipiche esigenze di fase e tempo (quanto è difficile per noi, gli anziani, che veniamo da un'epoca diversa!); hanno bisogno di noi, gli anziani, che abbiamo imparato a "completare il nostro cerchio di diventare attraverso il rinnegamento e il compimento" (Hans Dibold), l'esempio della moderazione - poiché ancora non possono trovare questa moderazione da soli, legata alla loro propria legge di sviluppo.

Durante i secoli dell'alta cultura greca, persone provenienti da tutto il mondo affluivano a Delfi, non solo per le profezie della Pizia (che erano dubbie ed oscure) ma soprattutto per la saggezza iscritta nel tempio di Febo Apollo. Ma "siamo - ancora - l'Occidente" (Ivar Lissner). Pertanto, sembra importante per noi, come educatori, impegnarci nella storia (se osserviamo la scena educativa austriaca e soprattutto tedesca, sembra che dopo un periodo sfavorevole di disinteresse per la storia, stia emergendo oggi un cambiamento di tendenza). La frase "MnSer Lyav" - "Attieniti alla misura!" - si applica ancora ed è indispensabile per noi.

XI/ LE DIFFICOLTÀ DEI DOTATI (1982)

Oltre al compito di presentare un affascinante problema di diagnosi e terapia nell'educazione speciale, questa sezione ha un ruolo importante all'interno dell'intera opera: dimostrare che l'esistenza umana porta sempre con sé difficoltà e pericoli, che nessuno ottiene nulla senza pagare, si potrebbe dire, con pesi specifici. Poeti e biografi, capaci di descrivere gli esseri umani nella loro complessità e profondità, hanno costantemente dipinto come persino le personalità più dotate, più brillanti siano comunque "esseri umani con le loro contraddizioni". Ciò è andato così lontano che per certi autori "genio e follia" erano considerati regolarmente collegati, trasformando così la biografia in una patobiografia!

In ultima analisi, la nostra descrizione in questo capitolo mira anche a contrastare l'opinione prevalente che l'educazione speciale si occupi esclusivamente della cura dei bambini con disturbi, in particolare dei bambini con ritardo intellettivo. Una prospettiva del genere restringerebbe significativamente il campo di questa bella disciplina scientifica. Si comprende veramente il "bambino" solo quando si comprende la diversità delle loro manifestazioni, essendo consapevoli delle inevitabili difficoltà associate a ogni forma di espressione. Tuttavia, queste sfide richiedono altrettanta comprensione e assistenza quanto quelle affrontate dalle persone con disabilità intellettive.

Dobbiamo anche sfidare energicamente coloro che impiegano troppo facilmente il termine "inferiore". I periodi recenti dovrebbero averci insegnato le conseguenze profondamente disumane, persino mortali, che questo inevitabilmente porta: il termine "non degno di vivere" non è lontano da esso! Tuttavia, coloro che avevano tale punto di vista erano completamente ciechi al fatto che loro stessi, che si consideravano superiori dal punto di vista razziale e caratteriale, erano individui gravemente anomali, segnati dalla loro ideologia fredda ed irreale oltre che da certi altri tratti "psicopatici", e si escludevano dal cerchio dell'umanità. Una delle figure più potenti di quel periodo parlava di "bestie dell'intelligenza" - stava forse scherzando su se stesso? Oppure, involontariamente, ha lasciato scappare la verità che l'intelligenza elevata, quando non è supportata dalle forze emotive, può essere - secondo noi: causalmente - collegata ad anomalie pericolose del carattere? Di fronte a tali percorsi di vita, che furono tragici per molte persone, emerge una domanda fondamentale della psicoterapia, anche se è difficile rispondere: poteva l'intervento precoce, a partire dall'inizio e riconoscendo lo sviluppo caratteriale minaccioso imminente insieme a tutta la sua complessa causalità, avere evitato la tragedia?

Idoneo - Inidoneo

Le persone intellettualmente avanzate spesso provocano conflitti fin da giovani con il loro ambiente, visto in passato come intellettualmente ritardato. Questi ultimi si adattano abbastanza bene alla situazione data attraverso mezzi primitivi, istinti funzionali, e i genitori credono che tutto si svilupperà naturalmente, anche se un po' tardi; reagiscono anche in modo abbastanza normale nelle loro interazioni sociali, guidati dai loro istinti. E se si manifestano determinati deficit specifici, come un ritardo nel linguaggio, i genitori talvolta si rendono conto solo, ad esempio all'ingresso a scuola, che c'è un ritardo nello sviluppo (cosa tragica, poiché spesso significa che sono state perse molte opportunità di sostegno).

È diverso per le persone intellettualmente precoci. Nonostante le significative difficoltà interne che spesso incontrano, di solito hanno un'attività spontanea, al di sopra della media, che intraprendono impulsivamente. Non riconoscono regole comportamentali imposte; "devono" seguire il loro percorso - che spesso contraddice le regole stabilite e porta a conflitti con gli insegnanti, ovviamente anche con i genitori e i compagni.

I bambini di cui stiamo discutendo in questo capitolo non sono quelli "obbedienti" che svolgono ciò che gli viene chiesto senza resistenza, che imparano con obbedienza senza guardare a sinistra o a destra, senza deviare minimamente dal percorso prescritto. Altrimenti, il loro comportamento è impeccabile; i loro voti di "condotta" (nei vecchi bollettini scolastici, veniva persino descritto in un gergo moralistico come "condotta morale") sono eccellenti. Ma questi "studenti modello" in genere non sono considerati "altamente dotati". La saggezza popolare sa da tempo che gli studenti con buoni voti non hanno sempre successo nella loro vita futura, mentre d'altra parte coloro che in seguito si dimostrano geni sono spesso stati studenti mediocri. Tuttavia, naturalmente, ci sono individui altamente dotati che soddisfano facilmente tutti i requisiti scolastici e prosperano anche nella loro vita. Pertanto, per noi, il concetto di alta (intellettuale) intelligenza comprende l'abilità di pensiero logico, certamente una buona espressione linguistica, ma soprattutto, spontaneità nell'affrontare i problemi intellettuali, interessi autonomi e una posizione critica nei confronti degli altri e di sé stessi. (Questa abilità di conoscersi - e quindi conoscere gli altri - è incisa sul frontone del tempio di Apollo a Delfi sotto la frase "gnothi sauton", è l'origine dell'Occidente, addirittura la sua fondazione.) Ed è proprio questa capacità che emerge nelle persone altamente dotate fin dall'infanzia, attraverso domande persistenti e intransigenti, attraverso esperienze autonome e critiche intraprese (apprendimento attraverso prove ed errori secondo Dewey).

È chiaro che tali bambini non sono "facili" e pongono significativi problemi sia a casa che a scuola (vengono definiti "bambini problematici" nella letteratura anglosassone). Il rispetto per gli adulti, l'autorità, non è una priorità per loro. Ciò che conta di più per loro è la propria opinione. I due detti di Teofrasto Paracelso, "sapere aude!" - "osare sapere!" - e "alterius non sit, qui suus esse potest" - "nessuno che può essere se stesso appartenga ad un altro," esprimono questa capacità, questa attitudine intellettuale, ed è già presente nei giovani bambini.

Conflitti

Sin dalla prima infanzia e all'interno della famiglia, sorgono seri conflitti in questi bambini, specialmente quando i genitori considerano il bambino come la loro "proprietà", su cui possono avere il controllo a loro discrezione, anziché rispettarli come individui autonomi (che dovrebbero guidare finché non sono ancora capaci di libertà, ma anche concedendo loro spazio man mano che la loro autonomia si sviluppa). Ma è chiaro che possono esserci opinioni diverse - non solo verbalmente, ma anche nei comportamenti reciproci - sulla misura in cui dovrebbe spingersi l'autonomia di un bambino.

Le manifestazioni di questi conflitti sono diverse: dagli atti ancora non riflessivi ma molto efficaci di sfida in tenera età, attraverso l'aggressione o un ritiro "astenico" nella paura e nell'inibizione, fino a atti deliberati di malizia, che non sono privi di pericolo.

Le possibilità di conflitto tra bambini ad alto potenziale sono altrettanto varie nell'ambiente scolastico (che potrebbe sembrare sorprendente, poiché tali bambini dovrebbero avere le migliori opportunità qui!). Tuttavia, potrebbero non essere interessati a ciò che l'insegnante presenta e come lo fa; a volte hanno i loro metodi di pensiero e lavoro e non sono disposti a seguire quelli dell'insegnante, esprimendo spesso questo disprezzo molto irrispettosamente di fronte all'insegnante. E soprattutto quando l'insegnante è vanitoso, convinto della perfezione dei suoi metodi e incapace di conversare con un bambino, allora è guerra, una guerra che il bambino deve perdere a causa delle misure disciplinari, ma che l'insegnante, che non è intellettualmente superiore, non vince nemmeno. Se l'intelligenza del bambino è veramente eccezionale, allora il bambino alla fine supererà i conflitti, ma molto potrebbe essere distrutto dentro di loro, specialmente riguardo alla loro capacità di comportamento sociale.

Il lettore attento avrà notato che la nostra descrizione corrisponde in gran parte a ciò che è stato descritto nel capitolo sull'autismo infantile. E infatti, ci sono relazioni. La forte spontaneità di pensiero e azione, buone abilità di astrazione, linguaggio autonomo - tutte queste sono state descritte qui e là; anche i tipi di conflitti che abbiamo descritto si trovano nei nostri individui "dotati". Se cerchiamo di non fare affermazioni definitive sull'appartenenza tipologica degli individui "dotati" e differenziare tra diversi sottotipi autistici, il disturbo del contatto tra gli autistici, le relazioni ridotte con le altre persone, è il criterio distintivo. Tuttavia, è importante sottolineare che i requisiti dell'educazione speciale sono gli stessi qui e là.

Gestione dei dotati

È stato menzionato più volte in questo lavoro che l'educazione speciale, l'impegno nei confronti dei bambini che deviano dalla norma media, può insegnare molte cose alla pedagogia. In questo caso, la scuola dovrebbe richiedere all'insegnante di individualizzare in tutti gli ambiti; non dovrebbero considerare il loro compito come quello di guidare un gruppo di studenti verso un "obiettivo comune" seguendo rigorosamente il curriculum scolastico obbligatorio per tutti. Certo, deve esserci ordine nell'insegnamento e l'insegnante dovrebbe guidare il processo; il lavoro non dovrebbe trasformarsi in chiacchiere in classe. Ma l'insegnante può trovare gioia se un bambino contribuisce al contenuto dell'insegnamento con il proprio apporto, idee che gli vengono in mente. L'insegnante le integrerà nei piani di lezione, le renderà feconde e riconoscerà anche le espressioni linguistiche originali di un bambino. In generale, il linguaggio "emergente" di un bambino dotato è una delle cose più deliziose che una persona sensibile possa incontrare: il mondo diventa nuovo nel linguaggio dei bambini (e si potrebbe sentirsi imbarazzati su come il linguaggio quotidiano, compresa la lingua pubblicitaria e politica, sia diventato logoro, persino corrotto).

Tuttavia, l'insegnante fortunato che ha un bambino dotato in classe non dovrebbe solo lasciare spazio per i loro interessi e le loro conoscenze; dovrebbe anche cercare di incoraggiarli. Poiché il progresso di un bambino del genere non deriva solo dalle loro abilità innate, ma dalle stimolazioni esterne che vengono prontamente integrate e incorporate nella loro personalità. L'autore di questo contributo ricorda con affetto i "risvegli" provocati da insegnanti entusiasti, così come le ore trascorse con i coetanei nell'appartamento di un certo insegnante, impegnati in conversazioni e utilizzando i libri dell'insegnante - e sanno che queste esperienze sono inseparabili dal tessuto del loro destino.

È assolutamente essenziale che l'insegnante riconosca i doni e gli interessi specifici del bambino (a volte abbastanza isolati), li approvi e cerchi di promuoverli dal punto di vista di un educatore esperto e impegnato. È spiacevole quando tali affermazioni del bambino (sebbene spesso espresse con molto disprezzo) sono viste dall'insegnante come fastidio se e perturbanti, e cercano di ridurle "nell'interesse della disciplina in classe". Certo, ciò potrebbe danneggiare lo spirito di un bambino - a meno che un bambino dotato cresca con tali resistenze, ma chi può davvero comprendere in modo esaustivo tali complesse causalità?

È chiaro da quanto detto in precedenza che il bambino dotato beneficia di una scuola capace di una buona differenziazione, una scuola che pone richieste più alte, altrimenti sono sottostimolati, trovano la scuola noiosa, non partecipano e le loro capacità non si sviluppano come potrebbero (al contrario, i bambini meno dotati spesso sono sopraffatti in una scuola che si rivolge ai migliori, e ciò può portare a un serio scoraggiamento in questi bambini).

Perciò, gli educatori esperti hanno preoccupazioni nel tentativo di "integrare" bambini che differiscono troppo intellectualmente nella stessa classe. C'è il rischio che la classe si "livelli verso il basso" ("Perché tutto è uguale - sì, perché tutto è basso!" F. Grillparzer in "La discordia fraterna degli Asburgo"). Certamente, nella situazione sociologica attuale, è legittimo richiedere opportunità uguali per tutti i bambini e offrire loro buone prospettive di avanzamento. Ma nel tempo è sempre stato dimostrato che i dotati, persino i molto dotati, sono riusciti a cogliere l'opportunità e hanno trovato il loro cammino in un ambiente estremamente stimolante.

Ma indipendentemente dalla posizione assunta sulla questione di una scuola integrata o differenziata da un certo livello di grado, una cosa dovrebbe essere chiara: i bambini dotati hanno bisogno di un insegnante che non sia fissato nelle routine e nei programmi scolastici rigidamente definiti, un insegnante che riconosca la specificità e l'unicità del bambino e possa interagire con loro a un livello intellettuale, che sopporti anche le difficoltà che tali bambini possono causare secondo la legge educativa della loro personalità e renda persino queste fruttuose per il bambino, ad esempio guidandoli fin da giovani verso l'auto-conoscenza e l'autocritica. Per tale lavoro, proprio con i bambini dotati, l'insegnante è ampiamente ricompensato: possono sperimentare la creatività umana e persino coltivare qualcosa di così prezioso. Non si dovrebbe credere che i risultati creativi di un bambino più giovane debbano essere inferiori a quelli di una persona più anziana; possono essere altrettanto validi. Qui, si è ricordato il profondo mito di Pallas Athena, la dea della creazione intellettuale: non è nata come un infante indifeso e non è cresciuta lentamente; no, è scaturita in armatura completa, possedendo tutta la sua forza, dalla testa di Zeus!

Se abbiamo appena discusso dell'importanza dei risultati creativi, non dobbiamo dimenticare che nella vita, specialmente nei rapporti con gli altri, non conta solo l'intelligenza, ma anche, altrettanto significativamente, la connessione umana, la considerazione per gli altri, la capacità di "essere con gli altri", che significa valori emotivi e affettivi. Certamente è più impegnativo per l'insegnante educare queste abilità rispetto alle capacità intellettuali. Tuttavia, devono provarci, più attraverso l'esperienza vissuta e gli esempi concreti della vita che attraverso le parole. Come abbiamo già menzionato, i dotati condividono evidenti somiglianze con i bambini autistici o appartengono indubbiamente a questo intrigante gruppo di personalità. Questo sottolinea quanto sia difficile fornire "assistenza nella vita" in questa area di bisogni sociali. L'insegnante non dovrebbe evitare questo compito.

Abbiamo affrontato ampiamente la questione del bambino dotato a scuola. Questo era necessario perché è lì che le notevoli possibilità di questi bambini emergono per la prima volta e dove sorgono conflitti corrispondenti. Cosa dovrebbe essere fatto ora all'interno della famiglia? L'indipendenza, l'affermazione spensierata dei propri interessi che caratterizza questo tipo di bambino pone anche sfide significative nell'educazione familiare, specialmente se i genitori hanno una natura simile (e da chi altro potrebbe il bambino ereditare la loro natura, secondo tutte le leggi di ereditarietà genetica e sociale?).

Se i genitori, a causa dei loro talenti, sono individui di successo secondo il modello moderno, ovviamente rimane poco tempo o motivazione per sostenere il bambino dotato - eppure, qui sarebbero disponibili opportunità enormi, a differenza di qualsiasi altra gruppo sociale. Chi se non il padre potrebbe affrontare le persistenti domande del bambino, approfondendo le questioni umane e scientifiche? Chi se non lui potrebbe guidare il bambino verso la natura, i musei, la propria biblioteca? Chi non proverebbe una gioia profonda nel vedere qualcuno percorrere la propria strada, magari con la possibilità di andare ancora più lontano - se non il padre? Gli psicologi moderni hanno descritto i pericoli che attendono una "società senza padri"; qui, ci sono carenze tanto quanto opportunità ed esperienze per i genitori, specialmente i padri, che ne vale la pena.

La libertà umana è un bene prezioso, forse il più elevato nella vita. Sappiamo quanto raramente sia pienamente realizzata, quanto sia limitata dalla debolezza critica e da una spinta "contraria alla legge dello spirito". Gli individui dotati sono i più capaci di libertà, ma possono anche affrontare le lotte più impegnative per conseguirla. Coloro che sono chiamati a educare i bambini dotati dovrebbero sforzarsi di aiutarli nelle loro difficoltà con tutte le loro forze, riconoscendoli e guidandoli.

XII/ SULLA DIAGNOSI DIFFERENZIALE DELL'AUTISMO (1968)

Intorno allo stesso periodo (autunno 1943 e inizio 1944), Leo Kanner di Baltimora e Hans Asperger di Vienna descrissero tipi di bambini che presentavano comportamenti disturbati. Entrambi scelsero il termine "autistico" per caratterizzare questa anomalia ("autismo infantile precoce" e "psicopatici autistici"). Questo termine non era di loro creazione, ma piuttosto un'espressione usata da Eugen Bleuler, che lo usò per descrivere un sintomo della schizofrenia. Individui con schizofrenia si ritirano completamente (αὐτός, autos) in se stessi, perdono il contatto con la realtà, non interagiscono più con il mondo esterno, mancano di iniziativa, non hanno obiettivi specifici, trascurano molti aspetti della realtà, sono disorganizzati, manifestano idee improvvise e comportamenti strani, una motivazione insufficiente per numerose azioni individuali e per il loro approccio generale alla vita, caratterizzato da capricciosità e contemporaneamente desiderare qualcosa e il suo opposto. Eugen Bleuler, tuttavia, non applicò il termine "autistico" solo a individui malati mentali: quando parla nella sua opera ben nota di "pensiero autistico e indisciplinato in medicina", sottolinea come le caratteristiche autistiche siano prevalenti anche nel pensiero scientifico. Ma non menziona una parola sulle caratteristiche infantili di questo tipo.

È interessante notare che Kanner e Asperger sembravano considerare il termine "autismo", cioè la restrizione della persona e delle loro reazioni al proprio sé, così come la limitazione delle reazioni e delle risposte agli stimoli ambientali, come la migliore designazione per i tipi che volevano descrivere. Vedremo che si tratta di due quadri clinici molto diversi, ma che presentano sorprendenti somiglianze in diversi dettagli.

Da allora, è emersa una discussione globale su questi problemi, generando una considerevole letteratura, specialmente nei paesi anglosassoni e in Giappone. Questa letteratura si concentra non solo sull'eziologia e sulla classificazione delle immagini cliniche, ma anche su metodi specifici di trattamento psicoterapeutico ed educativo. Inizialmente, questa discussione ruotava unicamente attorno ai bambini del tipo di Kanner (gli autori anglosassoni raramente si riferiscono alla letteratura in lingua tedesca, il che non è corrisposto nello stesso modo). È grande merito di Van Krevelen aver portato il tipo di Asperger all'attenzione degli autori anglosassoni e aver incoraggiato confronti. Ma anche per quanto riguarda l'"autismo infantile precoce" di Kanner, le questioni sono lontane dall'essere chiuse. Difficili considerazioni diagnostiche differenziali persistono, di cui parleremo più avanti.

Riguardo all'eziologia dell'autismo, prevalgono due punti di vista opposti: il punto di vista psicogenetico e il punto di vista biologico. Il primo, che spiega questa condizione (insieme a molti altri disturbi dello sviluppo) da una prospettiva psicodinamica, attribuisce lo stato alla situazione ambientale, in particolare alle frustrazioni emotive. Il secondo punto di vista attribuisce questa condizione a fattori biologici e costituzionali. Dopo aver esaminato attentamente gli argomenti contrastanti, Rimland si allinea con l'eziologia biologica, posizione che sosteniamo pienamente. L'uniformità dell'immagine clinica, la sua formazione precoce, la concordanza nei gemelli monozigoti e la predominanza dei maschi (circa quattro volte di più) indicano nella stessa direzione, che è difficilmente spiegabile da un'eziologia esogena derivante unicamente dall'ambiente o dalla situazione educativa. Invece, tutto suggerisce una genesi costituzionale.

Un acceso dibattito ha infuriato in tutto il mondo sulla questione se l'autismo infantile sia identico alla schizofrenia infantile. In generale, Kanner respinse questa nozione, considerando solo la possibilità che tra le "numerose malattie chiamate schizofrenia", l'autismo potesse essere una di esse. Tuttavia, è interessante notare che negli Stati Uniti la diagnosi di schizofrenia nei bambini è estremamente comune e sembra includere traiettorie di malattia molto diverse da quelle descritte nella letteratura psichiatrica europea, sia per quanto riguarda l'eziologia che per il corso e la prognosi; solo di recente sono emerse voci negli Stati Uniti che chiedono riflessione e limitazione.

Rimland ha esaminato a fondo questa questione. Sostiene fermamente che l'autismo infantile precoce non sia schizofrenia e che ci siano numerose differenze tra le due. Menzioniamo semplicemente quanto segue: la schizofrenia è un processo che inizia dopo lo sviluppo normale, nei bambini che erano precedentemente del tutto normali (cosa che non vorremmo affermare per tutti i casi!), e porta a una grave demenza, mentre i bambini autistici sono atipici fin dall'inizio. Dalla nostra esperienza, aggiungiamo che i bambini che sviluppano schizofrenia in età prescolare tendono a sviluppare il linguaggio completo relativamente presto, che poi perde il suo "carattere comunicativo" a causa del processo di malattia e scompare infine più o meno completamente. Non siamo nemmeno del tutto d'accordo quando Rimland menziona, come ulteriore criterio distintivo, che i bambini schizofrenici, a differenza di quelli autistici, hanno avuto una salute precaria fin dalla nascita, manifestano anomalie nella respirazione, nella circolazione sanguigna, nel metabolismo, nelle abilità motorie, lievi sintomi neurologici, mostrano anomalie EEG nell'80% dei casi, non sono "solitari", ma tendono a essere intrusivi e cercano il contatto; pensiamo piuttosto che i casi descritti in questo modo siano un'estensione del concetto di schizofrenia, che troviamo inappropriato, e che si tratti piuttosto di bambini con disturbi cerebrali organici, che possono in effetti manifestare sintomi a volte simili a "psicosi funzionale". D'altra parte, siamo completamente d'accordo sui criteri secondo cui gli schizofrenici sono pervasi da ansia grave e irrazionale e che i bambini, a volte, manifestano sintomi allucinatori o almeno sintomi che possono essere dedotti (ad esempio, dal "sguardo allucinatorio").

Inoltre, esiste una concordanza ereditaria nei casi di schizofrenia, il che non è il caso nei bambini autistici - tuttavia, pensiamo di poter dedurre abbastanza dalle pubblicazioni di Kanner e dei suoi studenti per sostenere un'origine ereditaria dell'"autismo infantile precoce", come sosterremmo anche per i casi che abbiamo osservato del tipo di Kanner (con caratteristiche molto simili a quelle descritte da Kanner, ma con evidenti tratti autistici).

Distinguere tra lo stato descritto da Kanner e i disturbi della personalità dovuti a processi cerebrali organici è altrettanto impegnativo. Lo stesso Kanner e i suoi studenti (come Eisenberg) hanno sempre sottolineato che l'autismo infantile precoce era un disturbo molto raro, mettendo in guardia dal "l'allargamento" e dalla "diluizione" della diagnosi e desiderando escludere i casi con chiara eziologia organica cerebrale dalla loro diagnosi.

È vero che troviamo bambini con disturbi comportamentali risultanti da disturbi cerebrali prenatale, peri- o postnatali, specialmente dopo encefaliti precoci, che assomigliano sorprendentemente al tipo di autismo infantile precoce in molti modi, ma che mostrano anche segni più o meno evidenti di disturbi cerebrali.

Troviamo le "manifestazioni espressive" tipiche che consentono facilmente di riconoscere i comportamenti autistici (spesso trascurate dagli americani): lo sguardo "assente", rivolto verso l'interno, che presta poca attenzione alle persone nell'ambiente, espressione facciale scarsa, tutte le caratteristiche tipiche del linguaggio descritte da Kanner (anche qui, vorremmo aggiungere che, come regola generale, le qualità espressive del linguaggio sono anche insolite - monotonia o anomalie nell'intonazione, nella melodia del discorso).

Nei soggetti con disturbi cerebrali che manifestano tratti autistici, ci sono differenze significative nel livello intellettuale, talvolta persino grave compromissione intellettuale. Tuttavia, livelli intellettuali molto diversi sono presenti anche nei bambini con "autismo infantile precoce". È certo che nei soggetti con disturbi organici si possono spesso osservare caratteristiche psicologiche considerate tipiche della "disfunzione cerebrale", come disturbi nella percezione delle forme; tuttavia, ciò non vale per tutti i casi. In tutti i casi di comportamento autistico, tuttavia, è necessario valutare attentamente tutti gli elementi che potrebbero argomentare a favore o contro una causa organica: dettagliata anamnesi prenatale, peri- e postnatale, ricerca di sintomi neurologici anche minimi (i programmi di esame sono diventati molto estesi di recente, compresi i riflessi posturali e posturali), encefalografia e in particolare EEG. Né dovrebbe essere trascurato l'esame delle anomalie metaboliche ereditarie ("errori congeniti del metabolismo"), poiché molti disturbi di questo tipo, inclusa la fenilchetonuria, sono accompagnati da sintomi autistici gravi, ritiro completo dalla realtà.

Da molto tempo abbiamo notato un fatto: anche nei casi in cui è stato dimostrato con certezza o con una forte probabilità che una causa organica fosse dietro il comportamento autistico, tratti autistici distintivi erano presenti anche negli antenati, specialmente nei padri. Ciò suggerisce fortemente che deve esistere una predisposizione costituzionale a reagire in modo autistico, che poi viene "evidenziata" o addirittura esagerata dal disturbo cerebrale. Ritorneremo su questo fatto più avanti.

Inoltre, Destunis ha recentemente presentato che spesso esistono psicosi simili alla schizofrenia basate su lesioni cerebrali organiche - un'osservazione del tutto parallela a quella sopra.

L'autismo infantile precoce deve anche essere differenziato dagli stati di ritardo mentale. Tuttavia, come abbiamo già spiegato, è comune che i bambini con ritardo mentale dovuto a una base cerebrale manifestino anche tratti autistici e quindi manifestino più o meno completamente l'immagine clinica dell'autismo. D'altra parte, i tipi di Kanner, se non sviluppano il linguaggio, finiscono anche con un grave deterioramento mentale.

Tuttavia, gli "autistici precoci" sono chiaramente distinti dai casi di ritardo mentale "ordinario": non manifestano le deformità fisiche frequenti riscontrate nei soggetti mentalmente ritardati, l'apatia nello sguardo e nell'espressione facciale, ma sono generalmente attraenti e mostrano grande abilità quando lo desiderano (a differenza delle spesso compromesse abilità motorie dei soggetti mentalmente ritardati). Quando il loro interesse e l'attività sono concentrati, mostrano anche capacità mnemoniche uniche, doti speciali, ad esempio nel dominio musicale (ad esempio, un bambino che non sviluppa il linguaggio possiede un ricco repertorio di melodie complesse).

Il comportamento autistico deve anche essere differenziato dalla sordomutità. I genitori spesso lo considerano perché questi bambini sembrano essere "scollegati" da molti stimoli esterni, compresi gli stimoli uditivi. In realtà, i bambini sordi, privi di un "strumento di contatto" importante come l'udito, spesso manifestano difficoltà comportamentali simili al comportamento autistico: aggressività spensierata, resistenza alle richieste (e sembra che non "vogliano" capire). Tuttavia, per un professionista esperto, la distinzione tra un bambino sordo e un bambino autistico non è difficile, a parte specifici test uditivi: si scopre che il bambino autistico a volte reagisce a rumori o suoni (che non è il caso di un bambino sordo). Soprattutto, il bambino sordo cerca attivamente il contatto umano attraverso mezzi diversi dall'udito; hanno uno sguardo espressivo, un'espressione facciale eccessivamente vivace e espressiva, "comunicano" con gli altri in modo molto vibrante e sono fondamentalmente diversi dal bambino autistico, che non è interessato a nulla di tutto ciò. - Ovviamente, ci sono anche bambini "complessi" che manifestano sia disturbi neurologici che udito, nonché tratti autistici nel loro comportamento. Questo pone poi problemi diagnostici molto complessi.

Successivamente, approfondiremo la discussione tra il tipo di comportamento autistico di Asperger e quello di Kanner.

Se l'autismo infantile precoce di Kanner è uno stato vicino alla psicosi, o addirittura psicotico (sebbene non identico alla schizofrenia infantile), i "casi centrali" di Asperger sono bambini estremamente intelligenti, dotati di eccezionale spontaneità e originalità del pensiero, con particolari abilità nella logica e nell'astrazione, anche se a volte possono avere un pensiero più o meno "sconcertante", cioè seguono il loro proprio percorso, indifferenti alla realtà (molto simile al pensiero paranoico, sebbene in modo patologico, sia strettamente logico ma scollegato dalla realtà); in questo contesto, vale anche la pena notare che questi bambini sono meno interessati alla ricchezza del mondo quanto a interessi specializzati spesso molto insoliti e poco pratici. Un'altra differenza importante rispetto all'autismo infantile precoce è il fatto che i tipi menzionati sviluppano molto presto (spesso prima di camminare liberamente) un linguaggio perfetto, grammaticalmente elevato, altamente preciso, con espressioni "embrionali" indipendenti, create al momento (che a volte possono assomigliare a neologismi schizofrenici). Tuttavia, va notato fin dall'inizio che il linguaggio di questi bambini condivide con quello dei tipi di Kanner, così imperfetto, il fatto che il suo obiettivo primario non è creare relazioni interpersonali o "comunicare" qualcosa agli altri, ma piuttosto esprimere se stessi in modo autonomo, dare voce ai loro interessi spontanei, senza mostrare considerazione o adattamento all'ascoltatore, sia nelle manifestazioni espressive sia nel contenuto.

Dato che questi bambini si sviluppano a un livello di personalità molto più elevato rispetto ai tipi di Kanner, è comprensibile che pongano conflitti più significativi e diventino oggetto di osservazione medica in seguito, intorno alla metà dell'infanzia. Tuttavia, con il senno di poi, si può riconoscere che sembrano segnati dalla loro distintività fin dall'inizio delle loro vite, proprio come l'altro tipo. Inoltre, crediamo di avere sufficienti indicazioni per affermare che questa è una caratteristica innata, persino ereditaria, di una personalità, che corrisponde strettamente alla definizione di psicopatia, anche se ammettiamo che le influenze formative dei genitori di natura simile possano essere importanti (ma da sole non possono spiegare la condizione).

Poiché il disturbo nei "nostri" bambini è molto meno grave rispetto ai bambini autistici precoci, è comprensibile che la prognosi sociale sia molto migliore. Anche se sono in costante conflitto, specialmente durante l'infanzia e la scuola, seguono il loro proprio percorso con notevole spontaneità e originalità, senza essere deviati e con una fiducia quasi surreale. Spesso si orientano verso professioni scientifiche o artistiche eccentriche, a volte con capacità al limite del genio. Sembra persino che per certe performance scientifiche o artistiche eccezionali, una dose di "autismo" sia quasi necessaria: un certo distacco dalla realtà concreta e pratica, un focus su un dominio specifico lavorato con dinamiche potenti e grande originalità, a volte al limite dell'eccentricità, una restrizione o deviazione dalle relazioni affettive con altri esseri umani.

Anche se questi due tipi differiscono nel loro livello intellettuale e livello di personalità, si osservano comunque somiglianze in aspetti essenziali e dettagli sottili; indubbiamente, sono queste somiglianze che hanno portato entrambi gli autori a scegliere indipendentemente lo stesso nome per esprimere la natura del disturbo. Quando Kanner cerca di descrivere questa natura utilizzando i termini "fenomeno innato di un particolare deficit nella formazione di contatti affettivi", si applica anche ai tipi di Asperger.

Tutti gli autori che hanno cercato di descrivere e interpretare questi bambini hanno fatto affermazioni simili sulla natura del disturbo. Asperger parla di un deficit nella regione affettiva ("timica") della personalità (e deduce anche disturbi nelle relazioni interpersonali oltre a comportamenti sessuali anormali); Van Krevelen parla di un disturbo nelle capacità "intuitive" (che, secondo la sua descrizione, significa la stessa cosa); la stessa interpretazione si trova in Friedemann: l'autismo è un disturbo dello sviluppo nel dominio dinamico della personalità, uno straniamento (nel senso di psicologia delle profondità). Interpretazioni approfondite dell'autismo di J. Lurz vanno nella stessa direzione: è un disturbo della struttura del sé, una debolezza del sé, una mancanza di integrità della personalità. Anche Bosch lo descrive come uno stato di debolezza, parlando di una assenza o ritardo nella costituzione di un mondo distinto e comune. Tutti questi criteri, così simili tra loro, sono comuni a entrambi i tipi di comportamento autistico.

Ma le somiglianze vanno ancora più in profondità, fino a dettagli sottili. Innanzitutto, ci sono corrispondenze nelle manifestazioni espressive, nelle peculiarità dello sguardo e dell'espressione facciale, che abbiamo già menzionato si trovano sia nei bambini con disturbi cerebrali organici sia nei tipi classici di Kanner. Ma lo stesso si può trovare nei bambini di Asperger. Anche nei bambini che abbiamo descritto, che sono molto più organizzati, ci sono stereotipie di movimento, restrizione dell'attività sotto forma di stereotipia, ad esempio, una fissazione fetishistica su un particolare giocattolo, una fissazione su una specifica situazione ambientale (per questo motivo i bambini autistici provano un'agonia estremamente difficile e duratura quando cambiano ambiente, proprio perché non possono radicarsi in una nuova situazione con il senso che i bambini normali possono avere in presenza di una nuova situazione e persone diverse).

Un tratto curioso che abbiamo spesso osservato sia nei bambini con autismo infantile precoce sia nei "nostri" bambini è la loro inclinazione a far girare oggetti che non sembrano affatto adatti per questo - monete, mattoncini da costruzione e persino sedie - con una destrezza eccezionale, manifestando visibilmente grande soddisfazione in questo movimento rotatorio. Questo è anche un esempio del fatto che questi bambini, che in generale sono goffi o addirittura marcatamente aprassici, sono capaci di particolari esibizioni abili quando l'emozione li spinge a farlo.

Le somiglianze nel dominio linguistico sono altrettanto notevoli, sia nelle manifestazioni espressive sia nelle qualità "timiche" del linguaggio (ne abbiamo già discusso in precedenza). Ma ci sono anche somiglianze legate al contenuto: ciò che Kanner ha giustamente evidenziato come particolarmente tipico dei suoi bambini autistici è che imparano molto tardi, o forse mai, a usare il pronome "io" (invece di riferirsi a se stessi come "lui" o "tu"; lui chiama questo "inversione pronominali"). Questo viene spesso osservato anche nei "nostri" bambini, che tuttavia sono molto più sviluppati, il che testimonia il fatto che questi tipi sono "disintegrati", che non hanno ancoraggi dentro di sé! C'è anche una tendenza all'uso stereotipato di alcuni termini (ancora una volta, quasi "fetishistico").

In generale, le anomalie del linguaggio rivelano chiaramente la natura dell'autismo, ovvero l'incapacità di sviluppare relazioni interpersonali che derivano dalle profondità dell'anima ("contatti affettivi", secondo Kanner): il linguaggio, indipendentemente dalla diversità del suo livello, non ha così tanto un carattere "comunicativo". Non appare come uno strumento umano supremo, questo "zoon politikon", per trovare la strada verso l'altro, ma piuttosto come uno stereotipo, come un movimento vuoto, come tante altre cose negli autistici. È l'espressione di impulsi spontanei, l'espressione di problemi interni, sebbene altamente originali, molto unilaterali. Quindi, quando il bambino autistico parla, non cerca né ha bisogno di un ascoltatore; anche se parla in modo molto intelligente, non ha assolutamente idea se sarebbe meglio parlare in una data situazione o se sarebbe preferibile "lasciare che il silenzio sia d'oro"; non ha nemmeno bisogno di essere ascoltato, "risuona" senza tenerne conto!

In definitiva, dopo le nostre riflessioni, ci troviamo di fronte a un fatto sorprendente: i "comportamenti autistici" possono descrivere disturbi comportamentali di varie origini, che possono certamente essere distinti e devono esserlo, ma che comunque presentano grandi somiglianze nel loro carattere complessivo.

Ma vogliamo andare ancora oltre. Crediamo che esibire "comportamenti autistici" sia una possibilità generale dell'esistenza umana. Certamente, è profondamente radicato nell'essere umano essere "interpersonale": molto prima che si sviluppino le capacità intellettuali, cioè dall'infanzia, il bambino umano ha capacità di contatto differenziate; è in grado di produrre espressioni (come L. Klages enfatizza brillantemente) (con sguardo ed espressioni facciali, gesti e vocalizzazioni) e percepire le manifestazioni espressive degli altri (quindi comprendono l'aspetto affettivo del linguaggio molto prima che possano cogliere il "significato intellettuale delle parole"); sono dinamicamente orientati verso gli altri (R. Spritz descrive questo in modo molto impressionante come "trovare un oggetto", anche se abbiamo riserve sulla categorizzazione di tale empatia personale come "relazione oggettuale").

Tuttavia, gli esseri umani non fanno solo parte del mondo, risuonando con esseri e cose, in qualche modo una funzione della situazione rispettiva. Sono anche un "Sé", distinto dall'ambiente. Ci sono fasi di sviluppo in cui ciò è particolarmente fortemente manifestato: certe fasi di ansia nei bambini piccoli, soprattutto nell'adolescenza, che possono portare a gravi conflitti con l'ambiente, a profonda agitazione per gli educatori. Alcune esperienze possono anche indirizzare l'individuo verso l'interno, renderlo "autistico" in un certo senso - delusioni, sofferenze intense, ad esempio; le manifestazioni espressive e l'esperienza individuale nella depressione mostrano grandi somiglianze con l'autismo. Infine, gli esseri umani si comportano anche in modo "autistico" in stati di creazione e attività mentale spontanea, poiché devono proteggersi in gran parte dal mondo esterno, dagli esseri umani e dalle cose, sia esternamente che internamente - questo può essere illustrato da numerosi esempi in descrizioni poetiche, arti visive (come nel caso di Rembrandt)

e caricatura. Pertanto, dobbiamo riconoscere, adottando il principio "nulla di umano ci è estraneo", che è generalmente possibile per gli esseri umani comportarsi in modo autistico!

In circostanze patologiche - che siano dovute a malattie

cerebrali, predisposizioni, certamente anche in interazione con stimoli ambientali anormali - possono svilupparsi gradi patologici di autismo, il cui estremo è la psicosi, la schizofrenia o lo stato gravemente anomalo di "autismo infantile precoce".

In questo lavoro, è stato affrontato solo il problema della diagnosi differenziale, non la descrizione e l'interpretazione delle immagini cliniche, né l'eziologia (va notato solo che Kanner considera la causa dell'autismo infantile precoce come un "mistero"). Per queste questioni, ci riferiamo all'abbondante letteratura.

XIII/ COSA LA PEDAGOGIA PUÒ APPRENDERE DALLA MEDICINA (1980)

Il discorso di Karl Wolf a Salisburgo nel 1974, dal titolo "Natura magistra" - "La Natura come Maestra", rimane vivido nella mia memoria e molti di voi, fedeli partecipanti alle nostre conferenze, avranno sicuramente la stessa ricordanza. Sì, vorrei considerare questo concetto come motto dei nostri incontri: dobbiamo seguire la natura in tutta la sua diversità, compreso il regno spirituale all'interno della "natura" umana, quando noi, questo circolo di educatori, desideriamo discutere i nostri compiti. Dobbiamo rimanere fedeli alla natura, dico, senza ridurre eccessivamente le cose concettualmente, poiché questo può facilmente condurre a stravaganze.

La natura comprende - e su questo vorrò approfondire oggi di fronte a voi - ciò che è straordinario, al di fuori della norma, ciò che è patologico, malato. Se riconosciamo questo e ne traiamo conclusioni per l'educazione, allora comprendiamo l'essere umano e possiamo adattarci a loro.

Non è facile definire cosa sia veramente la salute e la malattia. La salute è una norma statistica - e la malattia è ciò che devia da essa? Ma la vita non è mai in equilibrio, situata nel mezzo della curva gaussiana, essa vive attraverso opposizioni, oscilla intorno ad esse, talvolta estremamente nelle situazioni estreme, influenzata da fattori interni ed esterni, per essere così meglio preparata ad affrontarli. L'"equilibrio" sarebbe entropia, morte per il freddo. Ma, guardato in modo diverso, la malattia è un difetto, una perdita di organi, un fallimento funzionale? O appartiene alla vita di ognuno di noi?

Se cerchiamo di comprendere la vita più a fondo, ci rendiamo conto che le sue oscillazioni si trovano sempre ai margini del fallimento, che sfidiamo costantemente il fallimento per essere pienamente consapevoli della vita in tutta la sua intensità: l'alpinista che vive nell'aria più rarefatta, al limite della tolleranza, l'asceta che si spinge fisicamente e mentalmente ai limiti estremi - e il paziente che custodisce la fiamma della vita fino all'ultimo respiro.

Così, si può dire che la fragilità fa parte della natura umana, non la perfezione - richiedere quest'ultima sarebbe una utopia, un'irrealizzabilità. Questo è precisamente ciò che si può dire sulla famosa richiesta dell'Organizzazione Mondiale della Sanità che ogni individuo dovrebbe godere del più alto livello possibile di salute fisica, mentale e sociale, e che ciò dovrebbe essere raggiunto, organizzato, forse da questa grande entità anonima alla quale bisognerebbe solo sottomettersi. Ma non è forse la generale insoddisfazione predominante oggi, in gran parte a causa del sempre più presente sentimento di disumanità di tale "organizzazione sanitaria"?

Tuttavia, una innegabile verità biologica è la seguente: le qualità e le difficoltà di una persona, le sue particolari capacità e i suoi tratti chiaramente patologici vanno di pari passo, si condizionano reciprocamente, sono inseparabili; non è possibile semplicemente trattare ciò che è patologico. È proprio l'individuo dotato che deve affrontare anche un alto grado di vulnerabilità e sofferenza. La storia personale di tutte le grandi menti ne è la prova.

Le grandi menti ne erano sempre consapevoli, ed ecco alcune citazioni in proposito: "Ah, ora riconosco che all'uomo nulla di perfetto è concesso," si lamenta Faust. E il toccante poema di Mörike, proprio nella sua ingenuità: "Io porto la mia croce e le mie sofferenze / le scrivo con il gesso / e chi non ha croce e sofferenze / cancelli le mie rime!" - ma rimangono indelebili! E infine: "Rubate la luce dalla gola del serpente!" (Romanian Journal di Hans Carossa) - strappata al serpente, senza di essa, non ci sarebbe luce; il serpente, la sofferenza e il pericolo come requisiti per l'eccellenza - questa è l'esistenza umana. Da qui, giungiamo a idee sulla "bellezza nella patologia" (titolo di una indimenticabile conferenza del patologo Marsch) - non senza pericolo, considerando che ciò può comprendere tendenze essenziali dell'arte moderna, nonché tutte le loro maschere, l'abiettezza e la patologia elevata a culto.

Tuttavia, dobbiamo attenerci all'antica corrispondenza tra bellezza, bontà e verità, ma non dobbiamo ridurre l'idea di bellezza a ciò che è semplicemente carino, piacevole e insignificante. Mi sembra che sia proprio l'educatore che dovrebbe conoscere queste connessioni. Dovrebbero parlare ai giovani e spiegargli cosa significhi essere umani. La prova di ciò si può trovare in tutti i poeti, in generale in tutti gli artisti. Schiller, grande interprete dell'esistenza umana, l'ha espressa magnificamente: "Condividi la conoscenza con spiriti elevati, / l'arte, oh umano, è tua!" - spiriti elevati, spiriti puri, angeli, non possono avere arte, essa proviene solo dalla fragilità umana, dalla loro capacità di soffrire, dall'inclusione del "patologico"! Questo è ciò che l'educatore deve insegnare e vivere. Facendo ciò, contrastano la spaventosa tendenza del "movimento del tempo", del "corso del tempo", in cui nella vita di una persona, il comfort e la capacità di godimento sono gli unici ideali, dove la coscienza, se non abolita, è comunque ridotta perché la coscienza è scomoda. I bambini vengono uccisi nel grembo materno senza scrupoli (sono "arrivati" quando si cercava solo il piacere - e ora, bisogna assumersi la responsabilità?). Induriamo i nostri cuori alla sofferenza degli altri e alla fame nel mondo. Eppure, la comprensione della sofferenza dovrebbe condurci, noi stessi, nelle nostre profondità (conoscersi è il grande obiettivo dell'uomo occidentale, sin dai tempi di Apollo a Delfi, che incise questo requisito - "gnothi seauton" - sulla facciata del suo tempio), e dovrebbe anche spingerci a aiutare i nostri simili. Approfondiremo ulteriormente questo concetto. Ciò che devia dalla norma è più facile da riconoscere rispetto a ciò che è "normale". Ecco come dovrebbe iniziare la scuola della contemplazione, attraverso la quale ogni educatore deve passare. La norma media non ci colpisce, riconosciamo l'essenza in essa. Non notiamo la norma media, riconosciamo l'essenza in essa. Agli studenti che aspirano a comprendere gli esseri umani, diamo la seguente istruzione: cercate ciò che è diverso dall'aspettativa e, da lì, dall'aspetto "stridente", approfondite nella profondità, cercate ciò che lo spirito e l'anima esprimono in quell'immagine apparente! Cercate proprio ciò che devia dalla norma; è possibile riconoscere la legge strutturale della personalità di questo bambino? Capendo ciò, in modo molto individuale, allontanandoci dalla nozione di norma, dalla costruzione di una persona, comprendiamo anche le difficoltà e i conflitti del bambino con il suo ambiente e, come educatori, possiamo contribuire a padroneggiare e risolvere questi conflitti. Così, le mie spiegazioni si inseriscono nella problematica generale di questa conferenza. Questo deve ora essere esemplificato. È molto rivelatore notare una contraddizione tra l'età cronologica di un bambino e la sua effettiva impressione di età; non è tanto la grandezza a contare quanto altri ritardi nella maturazione: un ritardo nella dentizione è già piuttosto ben noto e giustamente preso in considerazione quando si valuta la maturità scolastica di un bambino (all'ingresso a scuola, gli incisivi dovrebbero già essere in gran parte sostituiti!). Questo criterio non è così casuale: se si considera che la pelle - e i denti sono appendici della pelle - è formata dallo strato germinale esterno, l'ectoderma, proprio come il sistema nervoso centrale, che i denti e il sistema nervoso sono collegati dal punto di vista dello sviluppo, non è sorprendente trovare paralleli nel ritmo di maturazione. Ma ci sono anche altri criteri per i ritardi nella maturazione: proporzioni del contorno del corpo e forme del viso, come Wilfried Zeller ha descritto così bene, ma anche criteri psicologici: l'immediatezza del contatto infantile e infantile, rivelata in una visione aperta del mondo; il bambino non ha ancora imparato a distanziarsi, proprio come non ha ancora acquisito la distanza dell'astrazione, il lavoro oggettivo. Da questo derivano conflitti tipici perché la richiesta della scuola e le capacità del bambino non corrispondono. L'infantilismo fisico e psicologico non è importante solo all'età dell'ingresso a scuola: se il ritardo nella maturazione persiste, persistono problemi sul lavoro (a volte nonostante una buona intelligenza) e carenze nell'integrazione sociale.

E la cosa più tragica: la delinquenza minorile è spesso correlata all'infantilismo caratteriale. Perché l'esempio sopra citato è così significativo? A differenza di qualsiasi altra creatura vivente, l'essere umano vive consapevolmente nel tempo, sperimenta il tempo. "Tempo, tuo - vero sacramento dell'uomo", Josef Weinheber dice nei suoi massimi del calendario "Oh uomo, presto attenzione!" Ma la regolarità della maturazione fa parte della questione del tempo, specialmente per un bambino. Se è interrotta - nel senso di infantilismo o, molto più raramente, precocità - si verificano conflitti difficili da padroneggiare e problemi di direzione. Un secondo esempio: fin dai tempi più antichi, probabilmente da quando gli esseri umani hanno cominciato a riflettere su se stessi, il riconoscimento che esistono diverse istanze di regolazione nervosa e psichica: coscienza e volontà (che condividiamo in parte con gli animali, quindi chiamato il "sistema nervoso animale") - e la vita "vegetativa" (condivisa con il regno vegetale), che governa le regolazioni metaboliche e circolatorie, ma comprende anche processi inconsci, processi affettivi ("timici"). Ciò ha molto a che fare con l'umore fondamentale di una persona, con la capacità di aggrapparsi al mondo "con organi aderenti" (Faust). I disturbi della vita mentale, i conflitti vissuti con il nostro ambiente, si riflettono in disturbi delle funzioni vegetative - e sono riconoscibili da sintomi del genere, diventano così evidenti - precisamente nelle manifestazioni espressive umane che condividiamo con gli animali - queste sono strade di conoscenza della "ricerca comportamentale comparata", ci permette anche di vivere con gli animali, di comprenderli e amarli. Le manifestazioni vegetative si verificano involontariamente e consapevolmente - non possono ingannare se solo comprese, possono anche essere "fabbricate" per ingannare. Sono sismografi sensibili dei processi psichici per chi sa osservare. Un altro antico nome per il sistema vegetativo è anche il sistema nervoso "simpatico", quello che simpatizza, che sente con, che collega il corpo al psichico, il mentale al somatico, unendoli in una persona singola che, grazie a questi processi, diventa riconoscibile e accessibile agli altri, permettendo loro di interagire con gli altri.

Così, sono le manifestazioni vegetative che rivelano i sentimenti, gli affetti e le emozioni che si manifestano in una persona in un dato momento: processi a livello dei vasi sanguigni (come arrossire o pallidezza della pelle), ghiandole (lacrimazione, luminosità o opacità dello sguardo), muscoli (movimenti motori, persino tic), "sentimenti condivisi" che hanno anche le loro espressioni tipiche. Quello che abbiamo detto finora deve essere esteso in due direzioni: non si tratta solo di emozioni momentanee che si sviluppano a livello del sistema vegetativo, ma anche di atteggiamenti - e anche di cattivi atteggiamenti - che permeano profondamente la vita del bambino, interferendo fortemente con il processo motivazionale. Ad esempio, si possono menzionare i disturbi della concentrazione nervosa, così frequenti e così determinanti per il destino scolastico del bambino. Il talento intellettuale può essere normale o addirittura superiore alla media (e i bambini eccellono in test entusiasmanti e stimolanti) - ma manca la necessaria "coesione" per lavorare a scuola e persino in situazioni di compiti a casa, la capacità di canalizzare correttamente le impressioni sensoriali in arrivo, di proteggersi da disturbi e distrazioni; i bambini sono incapaci di "attenzione attiva", portando a tempi morti e a un senso di impotenza. La combinazione con altri sintomi vegetativi, alcuni dei quali abbiamo elencato, indica il percorso diagnostico, ma l'osservazione diretta del comportamento lavorativo di questi bambini guida anche gli educatori a riconoscere il disturbo esistente. Dato che molti destini scolastici e quindi destini di vita dei bambini sono determinati da questi conflitti, è necessario un forte coinvolgimento da parte degli educatori di questi bambini, nonché una buona collaborazione tra medici e psicologi, questi ultimi hanno sviluppato metodi efficaci di allenamento della concentrazione in combinazione con tecniche generali di gestione delle persone. E un secondo punto, già implicito in ciò che è appena stato detto: le funzioni vegetative non sono solo in gioco nelle onde degli affetti momentanei, ma esprimono anche disposizioni fondamentali, atteggiamenti duraturi della personalità: l'oppressione psichica, che sia causata dall'interno o dall'esterno, o la paura che va oltre la paura condizionata dalla situazione, o la paura che è inscritta in ogni essere umano come un importante regolatore, persino come "inizio della saggezza", che è già situato nel dominio patologico, o infine, un deficit di vitalità insito nella personalità o derivante da privazioni costanti sul piano fisico o psicologico, ma che si manifesta riconoscibilmente in atteggiamento e tono (tensione, anche in senso metaforico), o persino nella struttura e nella funzione di tutti gli organi (perché la crescita "trofica" degli organi è controllata anche dal sistema vegetativo!). I processi psichici possono essere riconosciuti principalmente e particolarmente attraverso segni vegetativi. La natura ci ha dato la capacità di riconoscerli istintivamente, intuitivamente, inizialmente inconsciamente (e questa capacità è condivisa anche con gli animali, specialmente quelli abituati a vivere con noi).

Ma è anche necessario rendere consapevoli queste fonti di conoscenza, registrarle e sistematizzarle. Tuttavia, proprio in questo momento in cui si insinua la "pallidezza del pensiero", sorge il pericolo di intellettualizzare, di porre domande, di fraintendere - e quindi di commettere errori. Una tale auto-critica da parte dell'educatore, una costante auto-dubbio, è necessaria per evitare di cadere in questi errori!

Tuttavia, osserva questo: il riconoscimento e la comprensione dei processi vegetativi, specialmente quando si avvicinano all'estremo e al patologico, sono una fonte importante di diagnosi della personalità. Quello che si manifesta davanti ai nostri occhi ci porta, come educatori, nell'intimo del bambino; ci porta alla soglia della comprensione dei conflitti in gioco qui. Ma quando, infine, i sintomi vegetativi migliorano, come la "neurosi organica" che tormentava il bambino e i genitori, abbiamo anche l'assicurazione di aver aiutato il bambino, il bambino nel suo insieme. Dopo la patologia della maturazione e quella dei processi vegetativi, affronteremo un terzo ambito di comportamento anomalo: la patologia del contatto infantile. Essere umani, essere capaci di relazionarsi con gli altri, è una capacità esistenziale di un essere umano fin dalla tenera età. Per questo, il bambino è riccamente dotato dalla natura, che fa parte del suo patrimonio innato, del suo istinto. Ma questo è anche necessario: una mancanza, una privazione in questo ambito è uno dei danni più gravi che possano essere inflitti a un bambino piccolo. Pertanto, fin dall'inizio, il bambino ha bisogno, per la sua sopravvivenza, di carezze e coccole, sguardi e parole materne (non il significato delle parole della sua lingua, che comprenderà solo molto più tardi). Ricerche recenti (sebbene alcune rimangano ipotetiche) hanno dimostrato che questo è assolutamente necessario per lo sviluppo del bambino, specialmente nei primi giorni, persino nelle prime ore dopo la nascita. E fin dall'inizio, il bambino è anche in grado di "rispondere" a questi stimoli umani e materni (che sono veramente "stimoli chiave" nel senso della ricerca comportamentale comparata) - attraverso vocalizzazioni tanto varie quanto individuali, che vanno da gridi impressionanti a sguardi e sorrisi, i primi segni di attenzione intenzionale verso gli altri. Questo si intensifica rapidamente e si individualizza in un gioco affascinante, che si svolge contemporaneamente con la consape volezza di sé e la formazione della personalità: a tre mesi, il bambino risponde indiscriminatamente a tutti i volti, persino all'attrazione artificiale, e sorride loro; da circa cinque mesi, il bambino inizia a "stranire", a differenziare chiaramente la persona familiare e amata (la madre) dallo sconosciuto, a temere e respingere (a meno che quest'ultimo guadagni la fiducia e l'attenzione del bambino attraverso un comportamento intelligente). Questo si differenzia ulteriormente in un meraviglioso intreccio tra individui, in cui lo spazio personale, l'attrazione e la repulsione, la familiarità e la paura, il guidare e essere guidati, si intrecciano e si svelano; questo esprime sia l'inimitabile individualità del bambino sia il distillato di tutte le sue esperienze precedenti. Si tratta di un fenomeno peculiare che non era incluso nel campo della psicologia infantile più vecchia, né il concetto di "contatto" né la sua patologia (probabilmente perché questa disciplina era troppo strutturata intellettualmente, mentre questi fenomeni si verificano a un livello diverso rispetto all'intellettuale).

Tuttavia, oggi i disturbi del contatto personale stanno attirando l'interesse in tutto il mondo. (Sicuramente sapete che io stesso sono coinvolto in questo sviluppo.) Una letteratura scientifica già consistente tratta l'"autismo infantile" (il termine "autismo" significa rivolto verso l'interno, concentrato su sé stesso (autos), centrato su se stessi; i primi due autori, Leo Kanner e Hans Asperger, si riferirono a questa condizione. Anche se le immagini descritte dai due autori differiscono nell'eziologia e nella fenomenologia, ci sono comunque notevoli somiglianze nel comportamento. Non è il luogo qui per esaminare in modo esaustivo l'affascinante problema dell'autismo infantile. È sufficiente menzionare che una tale limitazione delle relazioni umane inevitabilmente getta questi bambini in conflitti gravi con il loro ambiente. Non capiscono cosa il mondo umano si aspetta da loro, e non lo fanno, invece violano costantemente le leggi non scritte e scritte che hanno sempre governato questo comportamento.

La "trappola centrale" del tipo che ho descritto mostra una forte spontaneità nel pensiero e nell'azione, un talento speciale per l'astrazione, per il pensiero critico indipendente che evita percorsi predefiniti e cerca le proprie strade, che a volte si avventurano nell'assurdo. Ma il mondo esige che reagiscano correttamente, che imparino ciò che viene loro presentato, che si conformino. Tuttavia, non possono e non vogliono farlo. Con incredibile insolenza, si confrontano con i loro genitori e insegnanti, dibattono con loro, senza rispettare la saggezza dei loro anziani.

La "santa ira" dell'educatore non li piega, tanto meno il laico! Anzi, ne traggono profitto, trovando interessante irritare l'educatore. Diventa un oggetto interessante di acuta osservazione psicologica.

Il comportamento dei bambini autistici intelligenti (nel nostro paese, quasi esclusivamente maschi) è una prova significativa della nostra tesi esposta sopra: che i vantaggi e le difficoltà di un bambino sono inseparabilmente legati, che ciò deve essere rispettato, che non si può eliminare uno e lasciare l'altro. Ma se ti adatti alle loro particolarità, se giochi con loro, o addirittura ti identifichi con loro, se spieghi anche al loro gruppo (ad esempio, come insegnante della classe) le particolarità di questi bambini, attenui i conflitti con loro, dai loro un posto nella comunità permettendo loro di mostrare le loro qualità eccezionali. E anche se raggiungere emotivamente i bambini autistici è impegnativo, quando si sentono compresi, possono comunque stabilire legami che durano per tutta la vita.

Cari ascoltatori, ho condiviso un po' del mio laboratorio, quello di uno psichiatra infantile appassionato di educazione. Quale era lo scopo? Certamente non trasformarvi in appassionati di medicina o condurvi a una accettazione incondizionata del mio modo di pensare. Sarebbe inutile. Né si tratta di creare un sistema di psicopatologia dell'infanzia che si possa imparare dalle descrizioni.

Ma come si impara da un insegnante - il giovane appena entrato nella professione dell'educazione, ma anche l'esperto che è consapevole che deve "impegnarsi sempre a migliorare", che si impara da nessuna parte, soprattutto non nelle relazioni con esseri umani? Nell'ultimo incontro del "Club di Roma", qui a Salisburgo, è stato postulato che "l'apprendimento creativo" fosse un modo importante per superare la profonda crisi del nostro tempo. Io lo interpreterei così: si osserva la costruzione del pensiero dell'altro dal proprio punto di vista (- oh, se solo si potesse radicarsi saldamente lì!), lo si confronta con ciò che è cresciuto dentro come esperienza; quindi, deve entrare in gioco il processo di appropriazione creativa, che significa prendere una decisione; non una forma di adozione, di accettazione di ciò che è rubare, ma piuttosto riconoscere ciò che è simile e ciò che è diverso. "Quello che l'altro ha riconosciuto non mi ha ancora colpito, hanno ragione, li ringrazio per questo!" "No, ma ora che l'altro lo dice in questo modo, mi rendo conto che la mia posizione è corretta e non la loro; devo distanziarmi criticamente da essa!" Tutto questo, però, deve essere costantemente confrontato con un vigile dubbio su se stessi, con una chiara consapevolezza del proprio potenziale di errore. Nel processo di conoscenza, nulla è più pericoloso di un senso di certezza troppo elevato, della convinzione che tutto ciò che si pensa e si dice sia definitivo, un pericolo che cresce con gli anni che passano: si chiama "esperienza", e si stabilisce - e quindi ci si restringe, privandosi della capacità di imparare. Così, a posteriori, si può dire quanto segue: la capacità di dire qualcosa di valido anche a un'età avanzata dipende dalla capacità di mantenere questo processo di appropriazione creativa di cui ho cercato di parlare. E ciò che la donna anziana dice alla giovane ragazza sull'amore (in Mörike), vale anche per le questioni scientifiche: "Ero giovane, posso anche parlarne. Sono invecchiato, ecco perché le mie parole contano!"

Ciò che è stato nascosto tra le righe in ciò che è stato detto finora deve ora essere affrontato in modo un po' più dettagliato: come passare dalla diagnosi, dal riconoscimento dei problemi e delle difficoltà, dalla causa dei conflitti alla gestione adeguata dei conflitti, affinché il bambino possa realizzarsi in questo mondo?

Credo che debba rimanere innegabile che l'approccio terapeutico non dovrebbe basarsi su principi dedotti, ma sulla comprensione della persona individuale del bambino, delle loro peculiarità e anche delle loro caratteristiche anomale derivanti da disposizione e storia vissuta. I conflitti che persistono, o addirittura peggiorano, che ostacolano sviluppi positivi e possono portare a danni secondari (quello che si chiama neurotizzazione), risultano per lo più dal non riconoscere ciò che il bambino sta esprimendo, nel linguaggio dei loro organi e nel loro comportamento generale.

Ho fornito alcuni esempi di patologia sopra. Quanto segue

deve indicare come i conflitti derivanti da questi possono essere "superati", per quanto possibile per gli esseri umani e il loro ambiente. Deve anche mostrare che non si dovrebbe essere troppo facilmente soddisfatti, non accontentarsi di apparenti causalità.

I conflitti derivanti da anomalie di maturazione sono inevitabili se, ad esempio, il ritardo nella maturazione, soprattutto la maturazione psicologica, non viene adeguatamente considerato. Sovraccaricare il bambino - ad esempio, mandare un bambino a scuola troppo presto - è inevitabile, la neurotizzazione secondaria con sintomi "psicosomatici", gravi difficoltà comportamentali (come l'aggressione pericolosa), così come l'ansia e la disperazione, possono essere la conseguenza. Un ritardo nell'ingresso a scuola, certamente con una cura intensiva del bambino nel gruppo pre-scolare o in una classe pre-scolare, può infatti risolvere il problema, offrire importanti stimoli di maturazione e consentire uno sviluppo normale ulteriore.

Tuttavia, questa prospettiva non va sempre abbastanza lontano. Ci sono casi in cui un deficit di maturazione più grave si nasconde dietro a un'apparente ritardo nella maturazione: una privazione di stimoli favorevoli (ad esempio, perché la madre, servendo il feticcio di un certo tenore di vita, crede di dover perseguire una professione) o un disturbo grave che i bambini subiscono a causa dei conflitti nel matrimonio che si sta sgretolando dei genitori e a causa della battaglia in corso anche dopo la separazione, con il bambino spesso usato come arma, manipolato contro l'ex partner. Una tale situazione - che ho incontrato spesso - sembra davvero in grado di esercitare un'influenza inibitoria sulla maturazione della personalità, sia per il presente che per l'intera vita concessa a un essere umano: rimane un difetto persistente che - nel senso della "trasmissione sociale" di A. Portmann - etichetta tale persona come incompiuta, non libera, incapace di prendere decisioni. Qui sono evidenti anche i limiti dell'assistenza empatica e degli approcci psicoterapeutici: nessuna decisione, per quanto comprensibile dal punto di vista di un tutore, nessun consiglio, per quanto ben intenzionato da parte di uno psichiatra infantile esperto, può impedire al genitore che "possiede" il bambino in quel momento di continuare a avvelenare l'anima del bambino con odio verso l'altro genitore; e non si può sempre fare affidamento sul tempo, che agisce pazientemente ma inesorabilmente e alla fine rimette le cose a posto quando il bambino finalmente matura e pensa da sé - non sempre, dico, a volte il danno rimane incurabile.

Come secondo esempio, ho descritto disfunzioni vegetative, insieme a alcuni disturbi comportamentali e conflitti ad essi collegati. Anche qui, dovrebbero essere menzionati diversi approcci terapeutici, che vanno dalla terapia suggestiva per alcune "neurosi organiche" (se curate, la situazione di conflitto esistente può calmarsi a volte), a metodi di trattamento psicologicamente basati per disturbi di concentrazione, terapia del gioco, "allenamento alla creatività". Ma anche qui, è importante sottolineare che le cose non dovrebbero essere semplificate troppo, sia in termini di diagnosi che di trattamento: anche se un sintomo organico scompare attraverso il trattamento suggestivo, una grave tensione familiare potrebbe comunque essere la causa della sintomatologia, e tale "terapia rivelatrice" (come i psicologi di profondità hanno deriso tali metodi) maschera semplicemente il problema senza risolverlo veramente.

È più facile comprendere che, nel caso di peculiarità caratteriali (come i disturbi del contatto descritti), comprendere il bambino, accettarlo e impegnarsi con lui sia immediatamente utile. Il ragazzo autistico non è più lo strano, l'emarginato nel mondo, le aggressioni degli altri che inseguono il "brutto anatroccolo" lo sfidano apertamente - l'insegnante ha mostrato agli altri che colui che è emarginato dalla folla eccelle in matematica, comprende meglio i problemi di pensiero, può valutare meglio le persone a livello psicologico: e ora ha il suo posto nel gruppo, gli altri vanno da lui e gli chiedono aiuto con i compiti, tollerando anche il suo comportamento da professore ("Dottore delle Scienze"). Ma se solo ogni insegnante riconoscesse i benefici del bambino problematico ("bambino problema") anziché pensare a loro come un peso per la classe!

Quello che è stato presentato qui attraverso esempi individuali deve ora essere formulato in modo generale e di riepilogo. Siamo tutti impegnati nel grande processo dell'educazione, che rende il bambino un essere umano libero e responsabile, destinato a raggiungere l'autocoscienza e l'impegno sociale. Come educatori, dobbiamo lasciarci guidare dalla natura, affinare il nostro sguardo per le peculiarità, per ciò che è fuori dall'ordinario, per le tensioni e le contraddizioni. Sono proprio queste contraddizioni - individuali e tra individui - che costruiscono la struttura sociale e conferiscono valore a ogni singolo individuo. Già duemilacinquecento anni fa, all'alba del mondo occidentale, un grande filosofo della natura, Eraclito, l'espresse: "L'opposto è in accordo, la più bella armonia nasce da ciò che è diverso in se stesso." Ciò significa che il patologico non dovrebbe urtare lo sguardo dell'esteta: fa parte dell'immagine della realtà e alla fine ne costruisce l'armonia. E il patologico non dovrebbe nemmeno urtare lo sguardo del moralista: è una parte della condizione umana, è il nostro destino - e ci spinge verso la perfezione.

Ho menzionato in precedenza che lo sguardo deve essere affinato. Ma come si fa? Bisogna osservare pazientemente, fissare lo sguardo, fino a quando la visione acquisita supera la vista innata. Si tratta di comprendere le connessioni, integrare contraddizioni e anomalie nell'immagine, mantenere le cose in un precario equilibrio attraverso rigorose autocritiche della propria metodologia. La pazienza con cui le persone vengono osservate deve essere accompagnata anche dal rispetto per l'altro, compreso il bambino: bisogna prendere sul serio ciò che dicono - e anche ciò che nascondono (anche se può essere benefico per il bambino aiutarlo a capire ciò che è nascosto attraverso domande empatiche - il metodo legittimo della psicoanalisi).

Se l'educatore matura tale conoscenza e la mette in pratica, commetterà meno errori pedagogici, sarà più capace di "formare" bambini immaturi come "rappresentanti della vita" (Romano Guardini). Ma la ricerca di una prospettiva profonda porta anche un ricco premio all'educatore stesso.

Mi permetto di citare qui le magnifiche parole di perfezione dalla bocca di Licinio il guardiano? - perché tutti noi aspiriamo, tu ed io, i giovani e gli anziani, lungo il percorso della nostra professione di educatori, verso la perfezione. Quindi ora:

Nato per vedere,

Destinato a fissare lo sguardo,

Ho giurato un giuramento alla torre,

Il mondo mi compiace.

Guardo lontano,

Vedo da vicino,

La luna e le stelle,

La foresta e il cervo.

Così, in tutto ciò che vedo,

La bellezza eterna,

E come mi compiace,

Trovo anche piacere.

Occhi felici,

Qualunque cosa abbiano visto,

Sia che sia come dovrebbe essere,

Era comunque così bello!

XIV/ AUTISMO DI KANNER (1982)

Occorrenza, prime impressioni

A prima vista, i bambini autistici sono così evidenti che si potrebbe pensare che tali tipi difficilmente possano passare inosservati. Eppure, un tempo venivano descritti con l'etichetta di "follia morale" anche nella letteratura medica tedesca. Kanner riteneva che l'autismo dell'infanzia (o infantile) fosse straordinariamente raro. Tuttavia, sulla base delle segnalazioni di casi ora disponibili, bisogna presumere che ci sia circa 1 bambino autistico infantile per ogni 5000 neonati, con differenze ammesse nella gravità. Tuttavia, non bisogna commettere l'errore di diagnosticare bambini molto ritardati mentalmente o quelli che presentano sintomi di compromissione neurologica come bambini autistici infantili. La maggior parte di questi casi viene presentata al medico a partire dal secondo o terzo anno di vita, ma le madri descrivono in retrospect che il bambino era già notevole fin dall'infanzia: non mostravano i segni sottili dell'affetto umano, che si sviluppano abbondantemente nei primi mesi di vita, mancava l'interazione di sguardi, espressioni facciali e suoni, che costituiva una parte essenziale della dittadi madre-figlio, tanto che il bambino sembrava essere un vero estraneo nel mondo. E così è rimasto. Kanner definì il disturbo come "un fenomeno innato di un particolare handicap nella formazione del contatto affettivo". L'impressione iniziale è che non importa cosa si proponga a questi bambini per incoraggiarli a partecipare, possono rispondere con irritazione e malvolenza. Giocano in modo strano e monotono con se stessi e con pochi oggetti. Non c'è attività che serva a far fronte alla situazione ambientale rispettiva; piuttosto, ciò che accade consiste in stereotipi, movimenti automatici e uniformi e manipolazione priva di scopo di oggetti. I progressi nell'apprendimento spesso non sono visibili per molti mesi, rafforzando l'impressione di imbecillità. Tuttavia, è lo sguardo inquietante, che non si rivolge agli altri, l'espressione facciale priva di espressione, la mancanza di risposta facciale agli stimoli dolorosi, che fanno sì che questi bambini, anche a prima vista, diano l'impressione di essere estranei e spiegano che ogni intensità emotiva in loro viene negata con il termine "follia morale".

Sintomatologia e diagnosi

Tuttavia, non è solo la mancanza di contatto con genitori, conoscenti e medici a caratterizzare questi bambini, ma mostrano anche reazioni emotive ogni volta che cambia l'ambiente fisico del bambino. Ogni cambio di letto, ogni nuovo letto (con un aumento della lunghezza del corpo), ad esempio una nuova canzone su un disco e cose simili, vengono accolti con panico; si parla di estrema sensibilità ai cambiamenti nell'ambiente materiale del bambino, che contrasta stranamente con l'insensibilità verso gli estranei. Pertanto, i bambini autistici infantili si sentono ragionevolmente a proprio agio solo negli spazi e tra i giocattoli a cui sono abituati, rendendo difficile ammetterli in ospedali per bambini o servizi psichiatrici per adolescenti o case famiglia. Anche i giocattoli devono essere sempre gli stessi; il loro disco preferito deve essere riprodotto più e più volte; è difficile presentargliene uno diverso, il che è un tormento per genitori e caregiver. Il loro gioco non è mai costruttivo. Passatempo preferito:

"girare in cerchio", girare il rubinetto, guardare l'acqua scorrere e schizzare. Un'altra quasi bizzarra somiglianza "familiare" mostrata dai bambini autistici infantili tra di loro è la preferenza per oggetti rotanti, monete, blocchi di costruzione, persino cose che sembrano del tutto inadatte, ma che possono far girare con incredibile destrezza. È difficile dire cosa affascini così tanto i bambini in questa attività: lo stereotipo? lo scintillio di corpi in movimento? l'esperienza di un corpo rotante che emerge dalla superficie? Si può persino usare la dimostrazione di un tale gioco per stabilire una sorta di contatto con bambini Kanner gravemente disturbati. I problemi centrali riguardano se un tale bambino non sia poi ritardato mentale e come consentire loro di imparare il linguaggio attraverso misure educative correttive. I bambini che non giocano in modo significativo, che non si esprimono linguisticamente e che non rispondono agli sforzi degli adulti vengono regolarmente considerati ritardati e non collaborano nemmeno con i test di intelligenza. Gli studi di follow-up mostrano che questi bambini spesso fanno progressi significativi tra i 5 e i 7 anni, ma rimangono autistici e spesso devono essere considerati disabili mentali o debolmente sviluppati nelle loro capacità. La forma più alta di comunicazione umana è il linguaggio. Un bambino gravemente autistico, ritirato in se stesso, non ha bisogno di linguaggio: non hanno nulla da comunicare agli altri! Se rimane con questo mutismo, allora il futuro di questi bambini è triste: gli sforzi per educarli a qualsiasi attività utile sono vani, rimangono dipendenti dall'assistenza in istituti adeguati. Tuttavia, se l'interesse dei bambini viene suscitato e il linguaggio si sviluppa attraverso un'educazione correttiva sostenuta e la fornitura di materiali, la prognosi complessiva per le loro vite migliora significativamente. Alcuni bambini diventano adatti per la scuola e alla fine diventano in qualche modo socializzabili. Kanner è stato il primo a descrivere che i bambini autistici infantili sono capaci di usare il linguaggio dall'età di 3 anni. E anche se i bambini fanno grandi progressi per quanto riguarda il linguaggio, imparano ad usare il pronome "io" molto tardi, o addirittura mai, ma usano sistematicamente "tu" al suo posto. Questi bambini non sono a loro agio in se stessi, dice Asperger. È piuttosto caratteristico dei bambini autistici infantili che, anziché dare una risposta, ripetano sempre la domanda o la frase dell'adulto che li sta rivolgendo ("ecolalia"). Movimenti e rituali bizzarri e stereotipati, ad esempio durante i pasti e a letto, sono un'altra caratteristica dei bambini autistici di Kanner. Questo è quasi mai riscontrato nei bambini che sono semplicemente ritardati mentalmente.

Diagnosi differenziale

Va riconosciuto che alcuni giovani bambini con disturbi neurologici, che siano lievi o gravi, presentano anche tratti autistici, che non devono essere confusi con l'autismo di Kanner. L'autismo di Kanner non ha nulla a che fare con la schizofrenia! La schizofrenia infantile, riconosciuta come rara, generalmente progredisce rapidamente, in modo che il deterioramento sempre più grave della personalità non possa essere ignorato. A volte non è facile distinguere l'autismo dalla sordità. I bambini autistici sono in gran parte insensibili a molti stimoli provenienti dal mondo esterno, soprattutto al linguaggio, e non reagiscono. Pertanto, spesso le madri pensano che il bambino non possa sentire. I bambini sordi, d'altra parte, privi dello strumento più importante del contatto interpersonale, presentano

218

alcune difficoltà comportamentali, ma mai comportamenti autistici. Mentre il bambino autistico dell'infanzia (Kanner) semplicemente non guarda l'adulto o il fratello che parla, lo sguardo dell'intelligente bambino non colpito dal cervello è intensamente focalizzato sul viso e sulla bocca dell'adulto che parla. Lo sguardo espressivo, spesso accompagnato da espressioni facciali e gesti troppo vivaci, è completamente diverso dallo sguardo distante del bambino autistico. I test uditivi controllati dall'EEG possono anche risolvere la questione.

La Natura dell'Autismo dell'Infanzia di Kanner

È discutibile se questo quadro clinico debba essere classificato tra le psicosi dell'infanzia. È certo che nelle famiglie di individui con autismo dell'infanzia sia comune trovare persone che mostrano anche chiari tratti autistici. Inoltre, l'autismo dell'infanzia è quattro o cinque volte più comune nei maschi che nelle femmine. Inizialmente, Kanner credeva che il disturbo venisse dall'esterno e fosse causato dalla situazione familiare, ma in seguito si allontanò dall'idea che la madre emotivamente fredda fosse la causa. Oggi parla di un "fenomeno innato", una condizione innata. "È un mistero" è l'ultima parola della sua saggezza. Kanner ha riportato gemelli identici autistici concordi dell'infanzia, un'altra importante indicazione della condizione costituzionale. Lempp, d'altra parte, crede che l'autismo dell'infanzia sia sempre causato da danni cerebrali organici, cioè è una "sindrome psicosorganica dell'infanzia". Questo potrebbe essere supportato dal fatto che parecchi bambini autistici dell'infanzia sviluppano convulsioni in seguito.

Sulla Terapia

Non sorprende che una carenza innata, cioè l'incapacità di stabilire il contatto e la mutismo, la mancanza di affettività, possa essere difficile, se non impossibile, da eliminare. La capacità di apprendimento è sempre compromessa in assenza di affettività. Se si fanno progressi, è grazie alla costante dedizione e all'impegno nel gioco apparentemente insensato del bambino autistico. Qui la terapia ludica non direttiva celebra le sue piccole vittorie. Non bisogna imporsi su questi bambini, ma possono accompagnare il loro gioco con le parole e stimolarli a esprimere qualcosa di proprio. Un'esperienza che Asperger ha avuto in Giappone sembra interessante. Là, le problematiche dei bambini autistici sono prese molto sul serio. Viene provata la seguente "psicoterapia": durante le prime ore di trattamento, gli psicologi clinici portano il bambino sulla schiena, senza fare altro con loro o chiedere loro niente. Questo contatto pelle a pelle porta gradualmente il bambino a entrare nell'interazione umana, sulla quale si può costruire maggiore empatia e capacità di apprendimento. Questo intero metodo probabilmente ha avuto origine in questo paese, poiché qui la madre di solito porta il bambino sulla schiena o sul fianco. In questo paese, alcune istituzioni si sono specializzate nel trattamento dei bambini autistici dell'infanzia. Associazioni di genitori per bambini autistici esistono a Amburgo (e in altre città). Indirizzo: Bundesverband Hilfe für das autistische Kind, Bebelallee 141, 2000 Amburgo 60. Telefono: 040/511 68 25. Il luogo migliore per questi bambini sarebbe la loro famiglia. Per una madre, avere un bambino autistico può essere un vero tormento. Era gioiosa alla nascita di questo bambino, si prende cura di lui e lo accarezza, gradualmente dubita di stare facendo tutto giusto, poiché non riceve alcuna risposta affettiva. Alla fine, i suoi stessi sentimenti per il bambino svaniscono poco a poco. Chi può sorprendersi di questo?

Prognosi

Secondo Kanner, la condizione dell'autismo dell'infanzia spesso migliora in modo decisivo tra i 6 e gli 8 anni. Tuttavia, questi bambini rimangono notevoli e raramente diventano pronti per la scuola. Se pochi cambiamenti vengono richiesti loro e le loro abitudini speciali vengono prese in considerazione, i bambini autistici dell'infanzia si adattano successivamente su molti livelli. Tuttavia, anche in età adulta, gli autistici di tipo Kanner rimangono quasi sempre notevoli.

XV / AUTISMO DI ASPERGER (1982)

I bambini affetti da sindrome di Asperger erano particolarmente notevoli durante gli anni scolastici per le loro contraddizioni: erano intelligenti ma spesso fallivano a scuola, avevano una psiche diversa, erano profondamente riflessivi e osservatori ma molto difficili da disciplinare, sembravano privi di emozioni pur essendo capaci di emozioni sottili. Inoltre, erano estremamente idiosincratici nei loro rapporti con le persone, visibilmente limitati ed egocentrici. Questo è ciò che ha portato al nome "autistico" - ma non nel senso di Bleuler, che chiamava autistici gli schizofrenici malati di mente, dando questo nome al muro impenetrabile che li separava dagli altri. Invece, il termine "psicopatia" sembra appropriato: la condizione è chiaramente innata, visibilmente indipendente dai fattori ambientali - lo stesso vale per l'autismo di Kanner. Nel caso dell'autismo di Asperger, l'ereditarietà è chiaramente evidente: quasi senza eccezione, tratti simili si riscontrano nei loro antenati.

Sintomatologia

Sintomi espressivi

È facile riconoscere immediatamente questi bambini non appena entrano in una stanza a causa delle loro espressioni molto distintive, che sono completamente diverse dai modi in cui le persone normali stabiliscono il contatto tra di loro. In effetti, il termine "contatto" non appare nei vecchi libri di psicologia infantile; è evidente che queste caratteristiche non sono state notate in precedenza. I bambini autistici "guardano" diversamente dagli altri bambini. Il loro sguardo non si immerge in quello dell'interlocutore; invece, si perde lontano e sembra attraversare l'altra persona. Non risponde agli sforzi dell'interlocutore per stabilire una connessione. Lo stesso vale per altre espressioni che creano contatto: le espressioni facciali sono scarse e talvolta strane. Le abilità motorie sono rigide o goffe, prive di fluidità, non del tutto adatte a compiti pratici e talvolta accompagnate da stereotipie.

Tuttavia, quando questi bambini sono motivati, possono, per un certo periodo, raggiungere risultati sorprendenti di abilità.

<u>Abilità psicologiche</u>

Le abilità psicologiche dei bambini autistici sono molto tipiche dell'infanzia. Con una certezza incrollabile, giudicano gli insegnanti e altre persone e, soprattutto, riconoscono le debolezze e le provocano: "Sono cattivo perché tu sei noioso", dice un bambino a scuola al suo insegnante. È una contraddizione apparente che questi bambini, così poco adattati socialmente nel loro comportamento, possiedano tali capacità, mentre altri bambini meno dotati valutano correttamente l'autorità degli adulti senza poterla razionalizzare. L'osservazione e la comprensione intellettuale richiedono una distanza dalle realtà umane, mentre per un comportamento disciplinato normale, una buona risonanza emotiva è più o meno sufficiente! Il talento psicologico di questi bambini, descritto sopra, è accompagnato anche da un'esaminazione differenziata della coscienza: processi fisici, battiti cardiaci, respirazione e processi di pensiero sono uditi e descritti con precisione in un modo che solo questi intelligenti bambini autistici sono capaci di fare.

Disturbi comportamentali

Quanto finora descritto - abilità linguistiche, capacità di astrazione precoce, originalità del pensiero, forte spontaneità - coinvolge essenzialmente aspetti positivi. Ora, dobbiamo discutere i problemi comportamentali insoliti e gravi che i bambini autistici manifestano nel loro ambiente. Il bambino tipico si integra senza sforzo nel mondo circostante dopo piccoli conflitti, rapidamente risolti, risuonando con la situazione usando istinti sani, diventando parte di essa, capendola senza razionalizzazioni. I bambini autistici, d'altra parte, sono "completamente diversi", si staccano costantemente dalla situazione, dal gruppo. Fin dall'inizio, vengono percepiti come estranei e respinti. Nella folla più vivace, stanno da parte, immersi in un libro, ad esempio, apparentemente ignari del vivace trambusto intorno a loro. Ma gli altri bambini, naturalmente, non li lasciano stare.

Il bambino autistico attira l'aggressione accumulata del gruppo. Dopo la fine della lezione, per esempio, si dileguano nel gruppo selvaggio dei loro "nemici", indifesi contro abili provocatori, incapaci di resistere in una lotta leale. La loro unica via di fuga è spesso cercare vendetta, spesso con astuzia maligna.

Anche il rapporto con le figure di autorità, genitori e insegnanti, è disturbato. Il senso di atteggiamento verso gli altri, che normalmente si sviluppa in un bambino apparentemente da solo, molto prima del pensiero concettuale, che è così finemente differenziato, adattato in modo preciso, che distingue familiare da strano, affettuoso da respingente, severo da conciliatorio, e "rispondervi", manca visibilmente nel bambino autistico. Di conseguenza, sorgono conflitti costanti. A volte, il ragazzo è grottescamente irrispettoso: ciò che gli altri appena osano pensare, lo dicono direttamente in faccia all'adulto senza esitazione, e addirittura provano piacere quando l'altro si agita.

Nell'educazione, il ruolo dell'affetto emotivo dell'educatore è importante. Il bambino non impara ad obbedire perché l'educatore parla freddamente ed intelligentemente; al contrario, il bambino brama l'amore e la tenerezza dell'educatore - e ci riescono bene - e cercano di evitare le emozioni negative dell'educatore. Anche un neonato "capisce" il volto arrabbiato e irritato della madre e la sua voce dura, persino furiosa, e agisce di conseguenza. E per una lunga fase di sviluppo, ci sembra che l'espressione emotiva di ordini e divieti sia più cruciale del ragionamento intellettuale, ma ciò non si applica al bambino autistico! È difficile discernere se, confinati dentro di sé e privi di umanità, non comprendono le espressioni degli altri o se è proprio questo che li spinge verso la reazione opposta. In ogni caso, spesso c'è l'impressione che il bambino provochi consapevolmente la rabbia dell'educatore e trovi divertimento in essa (l'educatore deve trarre conclusioni da questo, come spiegheremo ulteriormente).

Ulteriori difficoltà derivano dal fatto che il bambino autistico non può o non vuole imitare abilmente e acquisire i gesti della vita quotidiana che copiano dagli adulti. Nell'assenza di un vero disturbo motorio, è estremamente difficile insegnare loro come vestirsi correttamente, come fare un nodo, come comportarsi a tavola (ad esempio, hanno problemi con i dischetti grassi nella zuppa e dimenticano tutto il resto).

Se cerchiamo di ridurre le caratteristiche dei bambini autistici a un denominatore comune, potremmo dire che il problema risiede nel "profondo sé", nella parte emotiva "timica" della personalità, che spiega il disturbo nelle relazioni umane e in tutto ciò che costruisce il contatto umano. Mentre alcuni autori inglesi e tedeschi pensano che l'autismo sia un difetto cognitivo, un disturbo di appercezione (il bambino è incapace di comprendere il contatto degli altri e quindi reagisce male), riteniamo che questa spiegazione sia troppo superficiale, cioè solo nella percezione; tuttavia, gli autistici intelligenti possono percepire e descrivere eccezionalmente bene. Secondo noi, la preoccupazione è più profonda: nella struttura della personalità!

In generale, i bambini autistici reagiscono in modo paradossale alle emozioni dell'insegnante: non vengono ragionevolmente portati dalla sua potente rabbia, ma ne traggono gioia e la provocano. Questo è ciò che Peter Rosegger faceva da bambino, sapendo perfettamente come sfidare la rabbia di suo padre, aspettando con una miscela di soddisfazione e paura che scoppiasse la tempesta. Pertanto, è necessario incontrare gli autistici "con affetto sospeso", non arrabbiarsi interiormente con loro, ma affrontarli con calma, anche con uno spirito astuto. Abbiamo scoperto che richiedere obbedienza e conformità da parte loro non porta molto. È meglio stabilire una regola generale che deve essere seguita, ad esempio nel senso di "Un bravo ragazzo lo fa in questo modo...".

Il linguaggio dei nostri autistici (che, per inciso, sono esclusivamente ragazzi) è molto caratteristico. Mentre tipicamente la relazione tra il parlante e l'ascoltatore è chiaramente trasmessa dal tono della voce, dal volume, dal tempo e da altre qualità difficili da descrivere, il linguaggio dei "miei" autistici differisce da quanto ci si potrebbe aspettare: a volte monotonamente balbettante, cantilenante e acuto, altre volte eccessivamente modulato, come quello di un cattivo attore. Ma ciò che è ancora più sorprendente è che almeno i casi di base del nostro tipo hanno un rapporto particolarmente stretto con la logica e l'astrazione del linguaggio. Imparano a parlare prima di imparare a camminare e hanno rapidamente un linguaggio grammaticalmente ben strutturato con proposizioni subordinate che formulano con precisione la sovraordinazione e la subordinazione logica. Inoltre, spesso creano neologismi, inventati al momento, non ripresi dagli altri, così precisi e sicuri, certamente al di là dell'ordinario, ma che possono solo deliziarci.

Terapia educativa e curativa

Ora affrontiamo l'importante questione della terapia educativa per i bambini che abbiamo descritto. Chiunque abbia seguito le spiegazioni precedenti comprenderà che non sarà facile. I bambini autistici sono difficili a casa e a scuola, e rimangono tali. Anche se i test dimostrano che sono molto più intelligenti della media, non sono ancora bravi studenti! Quello che possono fare, lo devono alla loro riflessione, alla loro esplorazione. Ma non possono imparare, non possono sottostare ai metodi presentati e richiesti dalla scuola. Conosciamo bambini la cui comprensione delle leggi dei numeri e delle loro funzioni rasenta il genio, eppure si comportano male nei calcoli a scuola perché complicano le cose per se stessi, si perdono nei propri metodi e, soprattutto, irritano l'insegnante rifiutando di fare le cose come richiesto. E in aree che non li interessano, sono completamente improduttivi, mostrando un disprezzo totale. A tutto ciò si aggiunge la loro mancanza di rispetto per l'autorità, anche se l'insegnante non mostra l'atteggiamento tipico professionale e crede di dover punire il mancato rispetto verso la sua persona altamente meritevole. Un tale comportamento da parte di un bambino deve essere abbastanza destabilizzante per la dinamica complessiva del gruppo.

Ciò che l'educatore dovrebbe fare in generale è rispettare il bambino per com'è: questo sembra necessario ed efficace, soprattutto con un ragazzo autistico. Non c'è bisogno di costringerli in ciò che non piace, ma piuttosto riconoscere ciò che fanno nel loro modo unico e evidenziarlo davanti alla classe per mitigare la situazione tesa dell'emarginato deriso e attaccato. In qualche misura, è necessario "giocare insieme": suggerire libri che li facciano avanzare nel loro campo particolare, discuterne; nel farlo, è essenziale riconoscere che la conversazione avviene sullo stesso livello, non che l'insegnante o il medico possano rivendicare l'autorità, ma piuttosto che devono affrontare l'ingaggio critico con l'individuo autistico.

A questo livello altamente intellettuale, è possibile stabilire una buona comunicazione con questi intelligenti bambini autistici, sì, possono formarsi legami duraturi che forniscono anche un forte sfondo emotivo. Una parola sul dominio emotivo di questi bambini è necessaria qui. Spesso si sente che questi bambini sono "insensibili", privi di sentimenti, come espresso dalla scuola dello psichiatra Schröder a Lipsia: possono fare cose a scuola e soprattutto a casa che si potrebbe considerare incapaci di empatia. Rendono la vita difficile alla madre perché la tormentano e dicono cose brutali, fino al punto che il piccolo circolo familiare può essere seriamente disturbato. Eppure, ancora una volta, osserviamo che un tale ragazzo si prende cura di un animale in modo commovente, dedicando molti sforzi per l'animale e spesso mostrando un coinvolgimento emotivo profondo, sebbene nella maggior parte dei casi in segreto. Naturalmente, queste emozioni sono spesso "diverse", isolate, uniche. Ma soprattutto, sono continuamente legate a persone che le comprendono e le rispettano nella loro specificità.

Valore sociale

Infine, la questione del futuro di questi bambini unici deve essere affrontata. È chiaro che i bambini autistici nella nostra popolazione sono esclusivamente maschi (anche se Asperger negli Stati Uniti ha identificato anche ragazze autistiche tipiche). Troviamo ciò abbastanza spiegabile: questo tipo può essere considerato una variante estrema, se vogliamo, una caricatura della mascolinità - con la sua astrazione esagerata, la perdita estensiva di riferimento alla realtà, il distacco dall'istinto e l'eccessiva specializzazione - tutto ciò è molto distante dalle "capacità femminili tipiche" - molte discussioni hanno ruotato attorno all'uguaglianza di genere negli Stati Uniti nel contesto dell'emancipazione delle donne.

Durante la pubertà, la maggior parte di questi bambini sperimenta disturbi comportamentali estremi. Cambiano scuola più volte perché non si possono più tollerare. Se il talento intellettuale formale è presente successivamente, sforzi devono essere fatti per farli accedere all'istruzione superiore e supportarli attraverso diversi anni dolorosi durante le loro lotte educative, ad esempio, con il medico scolastico comprensivo come sostenitore. Poiché i lati positivi convincenti del bambino che l'insegnante a volte non nota nemmeno, non devono andare persi! I bambini autistici hanno urgente bisogno di essere formati nelle loro abilità uniche durante l'istruzione secondaria, senza di cui non avrebbero buone prospettive di carriera. Negli anni successivi della scuola superiore, la situazione generalmente migliora: il talento per il pensiero astratto e critico entra in gioco e le peculiarità del comportamento e delle tecniche di apprendimento sono quindi tollerate.

Mentre i bambini altamente dotati spesso hanno grandi difficoltà a trovare la loro professione dopo aver terminato la scuola, esitando, dubitando e persino cambiando percorso di carriera, i giovani autistici di solito si orientano con una quasi sognante certezza verso la professione che sembra predestinata per loro in base ai loro interessi, talvolta persino fin da giovane età. Infatti, traggono la maggior parte della loro energia da sé stessi, dal loro "autos".

Spesso scelgono professioni altamente specializzate, talvolta anche remote - nelle scienze e occasionalmente nelle arti - e i loro risultati talvolta sfiorano il genio. Non bisogna dimenticare che lo sviluppo della scienza moderna, con la sua sempre più differenziata specializzazione, si adatta a questi tipi. Sì, ci sembra che un tocco di "autismo" sia quasi necessario per alcune realizzazioni scientifiche o artistiche di alto livello: una deviazione da ciò che è concretamente necessario, semplice e pratico, la capacità di intraprendere nuovi percorsi di pensiero e creazione, non appresi, non utilizzati, e persino concentrarsi su un determinato dominio lavorato con grande dinamismo e originalità.

Naturalmente, queste persone rimangono difficili e talvolta eccentriche per tutta la vita - non è questo il caso del "professore distratto", figura immortale dell'umorismo, una persona autistica, distratta e ridicolmente goffa solo nelle questioni quotidiane, ma spesso ammirata per i suoi lavori grandiosi?

Anche le relazioni sessuali e familiari di queste persone rimangono difficili e cariche di tensione: trovare il "tu" nell'amore, assorbirsi nell'altro, è molto impegnativo per loro e spesso fallisce. Questi problemi sono stati spesso descritti nella poesia moderna (da autori autistici che hanno ritratto le proprie difficoltà?). Ma nella realtà ci sono anche molti eventi tragici che coinvolgono tali personalità, probabilmente più che con altre persone - confermando la verità secondo cui le persone difficili soffrono sia di se stesse che degli altri, come Kurt Schneider ha definito in psicopatia. Anche nella ricerca di una professione, le cose non vanno sempre lisce. Gli interessi e le abilità sono spesso troppo distanti dalle possibilità effettive. Così, esistono vite che guadagnano appena e scarsamente il necessario per il loro corpo e, allo stesso tempo, conducono un'esistenza capricciosa e fantasiosa, ci sono anche persone che nessuno si prende cura di loro e che "non si sono impegnate in nulla". Ma ci sono anche servitori fedeli che fanno cose sopra la media, con un impegno costante e abilità straordinarie.

Ma questo solleva l'importante questione del valore sociale delle persone difficili che si distinguono. L'esempio delle personalità autistiche, in particolare, dimostra che sarebbe completamente erroneo utilizzare il termine "inferiore" in un tale contesto: sarebbe un errore - e ostacolerebbe anche il percorso dell'educazione terapeutica! In questi casi, tuttavia, si può chiaramente dimostrare che le difficoltà e le capacità particolari di un bambino sono inseparabili, più di così: sono reciprocamente dipendenti, due lati della stessa individualità. È solo attraverso l'esistenza di tali caratteristiche che la diversità del mondo umano prende forma; e alcuni individui autistici contribuiscono molto di più al mondo, sono "il sale della terra"!

Per quanto riguarda le questioni dell'autismo infantile, in particolare il tipo descritto da Kanner, esiste una vasta letteratura proveniente da molti paesi. Questo potrebbe sorprendere data la rarità di tali casi. Tuttavia, riteniamo che questo fatto possa essere spiegato dall'idea che l'autismo sia un problema umano generale. Questo punto verrà sviluppato ulteriormente alla fine.

L'umanità in generale

Abbiamo dimostrato che i disturbi comportamentali autistici possono avere diverse origini, che possono e devono essere distinte, ma che comunque condividono somiglianze sia nell'insieme che nei dettagli sottili. Quindi, come abbiamo già menzionato, possiamo probabilmente supporre l'esistenza di un "fattore autistico" predeterminato dalla costituzione.

Tuttavia, riteniamo che gli esseri umani in generale abbiano la capacità di comportarsi in modo "autistico". L'esistenza umana è segnata da una tensione di opposti; l'essere umano è profondamente radicato nel desiderio di essere simile. Molto prima del risveglio delle facoltà intellettuali, fin dalla prima infanzia, il bambino umano possiede capacità di contatto differenziate, è capace di espressione e di percepire le espressioni degli altri; il bambino si rivolge attivamente con un forte dinamismo agli altri, desiderando stare con loro. Aristotele definisce l'esistenza umana come segue: l'uomo è un "animale politico", una creatura che forma una comunità, intrecciata con la comunità in tutte le cose e riccamente dotata di mezzi di contatto.

Tuttavia, l'essere umano non è solo una parte del mondo, in risonanza con persone e cose, fino a un certo punto in conformità con la situazione ambientale rispettiva. L'essere umano è anche un "sé", ancorato dentro di sé, distinto dal mondo e talvolta addirittura in opposizione ad esso. Ci sono fasi nello sviluppo in cui ciò diventa particolarmente pronunciato: in certe fasi della paura dell'infanzia, nella "fase di opposizione" del bambino piccolo, ma soprattutto nel periodo di auto-scoperta durante l'adolescenza (sia intellettualmente che emotivamente), durante il quale possono sorgere conflitti seri con l'ambiente proprio perché il sé sta emergendo con forza. Determinate esperienze possono anche portare gli individui contro se stessi, rendendoli in qualche modo "autistici": delusioni, sofferenze gravi. Espressioni come l'esperienza della depressione mostrano somiglianze con il comportamento autistico: lo sguardo vuoto, la sensazione di essere tagliati fuori dagli stimoli esterni. Infine, una persona in uno stato di attività mentale creativa e spontanea mostra anche comportamenti "autistici". Un tale individuo deve in larga misura proteggersi dal mondo esterno, dalle persone e dalle cose e rivolgersi verso l'interno; numerosi esempi potrebbero essere forniti da descrizioni poetiche così come dalle belle arti.

Pertanto, occorre riconoscere che gli esseri umani in generale hanno il potenziale per comportarsi in modo autistico, proprio come sono naturalmente dotati degli strumenti che consentono loro di far parte della comunità umana, di assorbire la situazione momentanea e di "rispondere" ad essa in modo appropriato.

In situazioni ambientali sfavorevoli e in determinate condizioni educative, possono svilupparsi gradi patologici di autismo, al limite della psicosi. Il fatto che l'essere umano che si osserva, di fronte a un oggetto, riconosca così tante cose che sono caratteristiche di sé stesso, è probabilmente l'aspetto affascinante che oggi occupa così tanti ricercatori in modo intensivo.

POSTFAZIONE

Come promemoria, Lorna Wing (1981) coniò il termine "sindrome di Asperger" dopo aver condotto un lavoro clinico con 34 individui di età compresa tra 5 e 35 anni, dichiarando esplicitamente modifiche alle opere e descrizioni di Hans Asperger. Dal mio punto di vista, Lorna Wing si è distanziata significativamente dal lavoro originale di Asperger e ha invece cercato di enfatizzare la triade identificata in precedenza (Wing & Gould, 1979). Ha inoltre spiegato che solo il 20% dei bambini che ha descritto come affetti dalla sindrome di Asperger avrebbe avuto un QI superiore a 70. Ho già discusso questo nel libro in cui ho commentato il lavoro di Lorna Wing (Rebecchi, 2023d), suggerendo che c'è stato un tipo di spostamento concettuale, in cui le vere descrizioni di Asperger sono state eliminate dall'autismo (o non sono mai state veramente associate), e il suo nome è stato modificato. Inoltre, ritengo che le descrizioni di Hans Asperger non facciano parte della designazione clinica "Disturbo dello spettro autistico", né fossero incluse nel termine clinico "sindrome di Asperger". Al contrario, il suo lavoro è caduto nell'oblio. Sulla base di queste osservazioni e analisi, ho selezionato alcuni elementi che discuterò ora.

Ereditarietà e autismo nelle donne

Nonostante abbia letto numerose pubblicazioni (libri, articoli scientifici, articoli divulgativi) sull'"autismo nelle femmine" per diversi anni (di qualità estremamente variabile), non sono ancora convinto della rilevanza di questa etichetta o persino dell'esistenza del concetto così come viene presentato (cioè che l'autismo sarebbe invisibile nelle ragazze e nelle donne, e che potrebbe essere identificato analizzando in che misura la persona nasconde il proprio autismo).

Nei suoi scritti, Asperger (Capitolo VII) ha notato molto chiaramente che le madri autistiche possedevano le stesse caratteristiche dei loro figli autistici (il che ha portato alcuni a credere nella famigerata teoria della "madre frigorifero"), e per lui, l'ereditarietà non lasciava dubbi (Capitolo XV). Questa osservazione è stata riportata anche da Kanner nella descrizione dell'autismo infantile. Hans Asperger ha anche sottolineato che aveva osservato ragazze corrispondenti alle sue descrizioni negli Stati Uniti (Capitolo XV).

Personalmente e professionalmente (in ambienti di ricerca o insegnamento), ho osservato il profilo autistico di Asperger in ragazze e donne in molte occasioni. Questo mi spinge a mettere in discussione questo nuovo profilo: dovremmo tornare a entità autistici distinte come esistevano storicamente (Asperger ha chiaramente distinto il suo autismo dall'autismo di Kanner)? Ciò significa che alcune donne corrispondono alla descrizione di "autismo nelle femmine" e altre no (quindi possiamo ancora parlare sinceramente di autismo nelle femmine)? Potrebbero esserci diversi "autismi nelle femmine"? Inoltre, molti uomini autistici affermano di corrispondere a questa nuova descrizione dell'autismo, basata su "mascheramento" o "camuffamento sociale". Significa che non sono uomini, allora? Dal mio punto di vista, il mascheramento corrisponde a strategie di adattamento a un ambiente sociale spesso ostile, escludente e discriminatorio per gli individui autistici. Tuttavia, ciò non significa che l'autismo sia "invisibile". Asperger scrive ripetutamente che i medici e gli insegnanti non sanno come osservare e che usano quadri analitici standardizzati e inappropriati, il che può creare l'impressione di invisibilità. Certamente, le donne in generale hanno abilità socio-emotive migliori degli uomini, e questo vale anche nell'autismo. Si osserva anche che le abilità sociali seguono la curva del quoziente d'intelligenza (QI), con un QI più alto che si correla a abilità sociali più elevate. Tuttavia, credo che questo non rifletta una differenza nel profilo autistico, ma piuttosto una semplice tendenza neurobiologica (con eccezioni, ovviamente) tra uomini e donne.

Inoltre, mi sembra che la dicotomia tra "autismo nelle femmine" e "autismo nei maschi" spesso si basi su stereotipi sessuali impermeabili di un'altra epoca (gli uomini vengono ritratti come freddi e logici, e le donne come gentili e decorative). Non sentono alcune donne autistiche regolarmente dire che sembrano fredde e distanti? Sarei più misurato di Fombonne (2020), che carica il mascheramento affermando "ciò che vediamo in realtà non è ciò che vediamo, ma piuttosto ciò che non possiamo vedere", affermando che l'autismo non è né invisibile (Dachez & Caroline, 2016) né difficile da rilevare. Se avete incontrato individui autistici, consapevolmente o meno, uomini o donne, e qualcuno ha cercato di spiegarvi con A+B che siete incapaci di percepire la differenza in questi individui, come rispondereste? Come ho menzionato nella prefazione, Asperger scrisse che una volta imparato a identificarlo, lo si vede frequentemente (Rebecchi, 2023a), e non si tratta di imparare a utilizzare test standardizzati come l'ADOS o l'ADI-R o il M-CHAT, ma di osservare i dettagli, ciò che si distingue dall'ordinario, senza applicare analisi troncate e inappropriate come spesso accade clinicamente.

Infine, aggiungerei che le descrizioni fatte da Sukhareva (Rebecchi, 2023e) sono più precise e approfondite riguardo alle differenze tra l'autismo nei ragazzi e l'autismo nelle ragazze (potrebbero rappresentare addirittura la materializzazione dell'idea di cervelli estremamente maschili e femminili). Credo che dovremmo smettere di cercare di reinventare la ruota ignorando opere passate straordinariamente rilevanti e perspicaci.

Identificazione, diagnosi e follow-up

Detto ciò, "visibile" non significa necessariamente "clinicamente notevole", né visibile a tutti. Asperger scrisse nel 1944 che questi bambini erano facilmente riconoscibili in situazioni educative o pedagogiche che coinvolgono il gioco libero, situazioni della vita reale e il lavoro, e non in una consultazione clinica artificiale che non consente di osservare il ragionamento libero e spontaneo del bambino e le sue produzioni. Secondo Asperger (Capitolo II), la conversazione medica (o clinica) con il bambino non deve assolutamente essere standardizzata (il che significa che test, materiali o griglie di interviste che utilizzano gli stessi oggetti e fanno le stesse domande con le stesse parole non dovrebbero essere utilizzati per tutti i bambini prima di confrontare le loro risposte). Dovrebbe, al contrario, essere una "semplice" conversazione e scambio (che può essere unilaterale) con il bambino (ma questo può applicarsi anche agli adulti) che non si basa necessariamente solo sul linguaggio parlato e consente una certa libertà. Asperger (Capitolo XI) scoraggia quindi le terapie comportamentali che sono semplicemente strategie manipolative per ottenere ciò che si desidera e sottolinea che il rispetto comporta prendersi il tempo (molto tempo), ascoltare, porre domande per chiarire senza interpretare ciò che dice il bambino e prenderlo sul serio (Capitolo XII). Asperger nota anche che sebbene gli autistici di tipo Kanner siano quasi sempre notevoli (soprattutto fisicamente) (Capitolo XIII), i bambini autistici da lui descritti percepiscono principalmente se stessi (Capitolo XIV) attraverso come interagiscono con gli altri, la loro psiche diversa, la loro intelligenza evidente nonostante la mancanza di successo accademico e il loro comportamento difficile da gestire in classe.

Alla fine, concordo principalmente con l'esposizione di Asperger, tranne per il fatto che tutte queste questioni rientrerebbero nel campo medico e patologico, oltre a quello educativo e pedagogico. In primo luogo, credo che le campagne di screening precoce siano futili e che ciò che è visibile e "patologico" o "problema" sia già facilmente rilevato (e questi bambini già si rivolgono a professionisti all'inizio della loro vita). Il problema con i bambini descritti da Asperger non è quindi un problema medico, ma un problema sociale in cui avviene la categorizzazione e la classificazione binaria tra "normale" e "patologico" (ed è proprio su questo punto che divergo dal pensiero di Hans Asperger). I bambini vengono educati in modi molto uniformi, il che non consente a personalità leggermente diverse di svilupparsi correttamente e prosperare. Pertanto, è del tutto possibile (e non necessariamente difficile) identificare questi bambini al di fuori del quadro medico (possono essere genitori, in asilo, asilo nido, scuola...) e fornire loro un supporto che rispetti le loro particolarità, in modo che queste peculiarità non diventino "problematiche" (problemi legati a un'educazione completamente inadeguata, un po' come dare cioccolato al tuo gatto ad ogni pasto). Tuttavia, siamo ancora lontani dall'aver creato ambienti accessibili e rispettosi, e posso capire e riconoscere che ciò che è "osservabile" o "notevole" per alcuni è ancora "individuabile" o addirittura "invisibile" per altri. Inoltre, è anche importante capire, come notato da Plomin, che l'influenza dei fattori genetici aumenta nel corso della vita, il che significa che le differenze e le particolarità si amplificano nel tempo, come una palla di neve che rotola giù da una montagna innevata. Secondo lui, per istinto, "selezioniamo, modifichiamo o creiamo ambienti secondo le nostre propensioni genetiche" e "diventiamo i nostri geni mentre cresciamo" (Plomin, 2023). Questo potrebbe anche spiegare perché alcune persone autistiche subiscono un declino delle loro abilità sociali nel corso del tempo (Fountain et al., 2023). Ciò solleva quindi questioni riguardo all'"invisibilità", ma anche alla "rilevanza" di cercare una diagnosi precoce o di attribuire una così grande importanza alla storia dell'infanzia di un individuo nei percorsi diagnostici.

Educazione e pedagogia

Credo che l'istruzione di cui parla Hans Asperger, che dovrebbe essere offerta al pubblico, sia in completa contraddizione con ciò che è attualmente previsto nei sistemi pubblici, sia in Francia che negli Stati Uniti, ad esempio. Penso anche che un numero significativo di difficoltà e "disturbi comportamentali" siano provocati da sistemi scolastici rigidi e inadeguati. Come indica Asperger (Capitolo I), è inutile seguire ideologie educative e metterle l'una contro l'altra senza cercare per un solo momento di capire e conoscere i bambini. Gli esempi dati da Asperger, che rimangono validi ancora oggi, sono

242

eloquenti: perché basare un'intera educazione sulla scrittura quando si ha a che fare con un bambino dislessico? Perché costringere un bambino con ADHD a stare seduto immobile per diverse ore? Perché lasciare che un bambino autistico si muova nell'attuale organizzazione educativa e pedagogica? Se Asperger pensava che questi bambini fossero difficili da educare, io, al contrario, credo che siano facilmente educabili, a condizione che si dedichi tempo e risorse, e che siano offerti approcci e ambienti adeguati.

I bambini descritti da Hans Asperger capiscono molto bene le regole giuste e giustificate, sono curiosi e non dovrebbero essere lasciati a loro stessi né sovraprotetti (poiché questo può avere conseguenze dannose, come ci ha ricordato il Professor Asperger nel Capitolo VIII). È anche necessario incoraggiarli a sviluppare i loro talenti, predisposizioni e seguire i loro interessi (in genere è abbastanza facile proporre attività interdisciplinari ai bambini affrontando un singolo tema), senza essere troppo direttivi e fornendo loro un quadro benevolo ed emancipante che li guidi verso l'autonomia. Questo comporta un'educazione che consente ai bambini di condurre le proprie ricerche e perseguire le proprie riflessioni (come proposto da Asperger, Capitolo XIV) senza cercare di valutare lo sviluppo e le acquisizioni in modo standardizzato.

Ciò che può facilitare notevolmente il progresso senza intoppi dello sviluppo e dell'apprendimento per i bambini descritti da Asperger è, naturalmente, che gli adulti responsabili creino un ambiente animato dai valori del rispetto delle individualità e della solidarietà, riconoscendo le capacità, il valore e le difficoltà di tutti i suoi membri. Tutti questi elementi beneficeranno indubbiamente non solo dei bambini autistici di Asperger, ma anche di tutti i bambini che non si sentono sempre a loro agio nello stampo. Ho scelto di non approfondire l'argomento delle persone dotate (Capitolo X), poiché sebbene possano esserci considerazioni pedagogiche specifiche nella loro educazione, non mi sembra che questo sia un problema sociale altrettanto significativo come quelli di cui Hans Asperger fa eco. Ci sono ovviamente collegamenti tra i due gruppi (Asperger parla di pensiero astratto, linguaggio e forte spontaneità di pensiero e azione), ma aggiungerei alcune differenze (secondo Asperger, la questione della socializzazione è il criterio distintivo), in particolare la forte consapevolezza di sé e della coscienza degli altri, così come le notevoli abilità creative presenti nei bambini autistici da lui descritti. A titolo di riferimento, è generalmente accettato che il quoziente intellettivo giochi un ruolo nelle abilità creative fino a un intervallo di QI compreso tra 85 e 120 (Jauk et al., 2013).

Concluderò questa sezione con una citazione da una prefazione del 1980 di Hans Asperger che non ho incluso in questo lavoro:

> *"Non si può negare che l'educazione sia diventata più difficile oggi che mai. Con i profondi cambiamenti socio-economici di oggi, molte fondamenta del comportamento umano sono diventate incerte e non più sufficienti. I conflitti sono ovunque - all'interno degli esseri umani che non riescono più a orientarsi in un mondo in continua mutazione, tra le generazioni che non si comprendono più, i genitori che rinunciano alla leadership e i giovani che non sono più disposti a essere guidati dalle vecchie vie. Il fatto che ci siano conflitti di per sé non è una cosa negativa. Dobbiamo semplicemente imparare a comprenderli nella loro regolarità e*

trovare aiuto empatico.".

Distinzione tra autismo e "resto"

Come ho spiegato nell'appendice del libro sui bambini autistici di Lorna Wing (Rebecchi, 2023d), la diagnosi differenziale tra disabilità intellettiva e autismo è complicata, in particolare perché i ritardi nello sviluppo in individui con disabilità intellettive e/o ritardi globali nello sviluppo possono portare a difficoltà presenti nell'attuale diade autistica, che secondo me non rappresenta affatto l'autismo. Come promemoria, la triade autistica descritta da Wing e Gould (1979) è stata estratta da circa cento bambini, di cui il 97% aveva un QI inferiore a 70 e l'83% aveva un QI inferiore a 49. Pertanto, anche gli ultimi studi scientifici sull'argomento (Thurm et al., 2019; Blacher et al., 2022) spiegano innanzitutto che i genitori preferiscono ricevere diagnosi di disturbo dello spettro autistico (ASD) piuttosto che di disabilità intellettiva perché le persone con autismo generalmente beneficiano di servizi più completi. In secondo luogo, non sarebbe possibile dissociare le problematiche comunicative e dello sviluppo tra autismo e disabilità intellettiva. Secondo me, se la diagnosi differenziale tra disturbo dello spettro autistico e disabilità intellettiva (chiamata anche disturbo dello sviluppo intellettivo) è così complessa, è perché la concezione attuale dell'autismo è infondata. Purtroppo, questo è un punto su cui il professor Hans Asperger ha posto una forte enfasi.

Egli ha osservato (Capitolo III) che alcuni bambini potevano manifestare comportamenti autistici ma senza l'aspetto di unicità e distintività riportato nelle sue descrizioni. Anche i bambini con disturbi cerebrali/neurologici (Capitolo XIII) possono comportarsi allo stesso modo; possono assomigliare a enciclopedie, ricordare tutto, ma saranno incapaci di adattarsi alle situazioni della vita (a differenza degli autistici). Anche Kanner (Capitolo XI) voleva escludere questi bambini (che presentano quasi sistematicamente gravi disabilità intellettive, a differenza dei bambini da lui descritti) dall'etichetta dell'autismo e distinguere l'autismo infantile dalla disabilità intellettiva (cosa che, come ho detto prima, non avviene sempre; a volte le due sono ancora trattate come un'unica entità, sia nella pratica clinica che nella ricerca). Tra i bambini autistici descritti da Kanner, pochi avevano disabilità intellettive; non avevano deformità fisiche, non sempre erano in grado di parlare, ma possedevano un'ottima memoria, abilità musicali e interessi specifici.

Come fa anche Frankl (Rebecchi, 2023b), Asperger insiste (Capitolo XI) sulla distinzione tra autismo e bambini sordomuti (poiché la differenziazione non avviene sempre, alcuni di questi bambini possono manifestare comportamenti autistici a causa della mancanza di accesso a tutti i loro sensi, che riduce la loro interazione con l'ambiente). Egli ricorda anche che secondo Kanner (vedi Rebecchi, 2023c), l'autismo infantile è molto raro (un bambino su 5000). Queste distinzioni, contrariamente a quanto si sente erroneamente ovunque (forse a causa di un desiderio di conformità o correttezza politica), non sono fatte per livellare i bambini in base alla loro "utilità" o "valore". Asperger non aveva assolutamente l'intenzione di escludere questi bambini.

Valore sociale dei bambini con disabilità intellettiva

Poiché questa sezione è al centro della controversia su Hans

Asperger, ritengo importante riportare ciò che aveva da dire. Nel Capitolo VI (scritto nel 1938, durante il periodo nazista e poco prima della Seconda Guerra Mondiale), ha sottolineato l'importanza di non considerare l'anormale come inferiore e di non giudicare i bambini con uno sviluppo intellettuale inferiore in base alla loro intelligenza:

> *"Tuttavia, oggi permettetemi di non affrontare la questione dal punto di vista dell'intera nazione - il che ci porterebbe a discutere principalmente della legge per la prevenzione della procreazione di soggetti affetti da malattie ereditarie - ma dal punto di vista dei bambini anomali. La domanda è cosa possiamo fare per queste persone. E quando li aiutiamo con tutta la nostra dedizione, offriamo anche il miglior servizio alla nostra nazione; non solo prevenendo che questi individui gravino sulla comunità nazionale con i loro atti antisociali e criminali, ma cercando anche di aiutarli a trovare il loro ruolo come contribuenti all'interno dell'organismo vitale della nazione. All'inizio, sembra necessario definire un concetto: tutto ciò che si discosta dall'ordinario, quindi "anomalo", non deve necessariamente essere "inferiore" come risultato. (...) Nel precedente, ho descritto un tipo il cui fondamentale anormalità deriva da un'armonia tra intelletto e istinto, nel senso di un disturbo dell'istinto. In psicopatologia infantile, c'è anche un tipo che rappresenta quasi tutti gli aspetti opposti a quanto appena descritto: questi bambini hanno uno sviluppo intellettuale al di sotto della media (fino al ritardo mentale), dove l'intelligenza è intesa come intelligenza astratta, mentre l'intelligenza pratica, in breve, tutto ciò che è legato all'istinto e quindi all'utilità pratica, ma anche ai valori emotivi, è relativamente meglio sviluppata. Questi ultimi casi sono importanti, o diventeranno importanti per noi quando entrerà in vigore anche la "Legge per la Prevenzione della Progenie Afflitta da Malattie Ereditarie". Quando un medico è chiamato ad agire come esperto in tali casi, non può prendere una decisione basandosi unicamente sul risultato di un questionario o sul numero*

del quoziente di intelligenza, ma principalmente basandosi sulla conoscenza della personalità del bambino, una conoscenza che tiene conto di tutte le capacità del bambino, e non solo dell'intelligenza astratta."

D'altro canto, Hans Asperger (questa volta in un testo scritto poco prima della sua morte, e questo non prova la sua buona fede, ma costituisce un elemento fondamentale rispetto al testo precedente) ha anche criticato i nazisti e la loro ideologia razziale ed eugenetica (capitolo X):

"Dobbiamo contrastare con forza coloro che usano troppo facilmente il termine 'inferiore'. I periodi recenti dovrebbero averci insegnato le conseguenze profondamente disumane, persino mortali, a cui ciò inevitabilmente porta: il termine 'indegno di vivere' non è poi così lontano! Eppure, gli individui che adottarono tale atteggiamento erano completamente ciechi al fatto che loro stessi, considerandosi razzialmente e caratterialmente di alto valore, erano individui profondamente anormali, segnati dalla loro ideologia fredda e irrealistica e da alcune altre caratteristiche 'psicopatiche', escludendosi così dal cerchio dell'umanità. Uno degli uomini più potenti di quel tempo parlava di 'bestie dell'intelligenza' - stava forse deridendosi da solo?".

Da qui, rimando i lettori alla prefazione e alla sezione intitolata 'La controversia' e alle successive, affinché possano formarsi un'opinione autonoma. Personalmente, mi sembra alquanto intricato affermare che Hans Asperger fosse un nazista che mirava a sterminare individui disabili e/o con ritardo mentale. Ciò mi sembra indicativo di un'epoca in cui viviamo in società altamente confortevoli, prive di tali problematiche di portata, e senza la reale capacità di immaginare veramente com'era la vita nella prima parte del XX secolo. Tutte queste domande mi portano ora a discutere il concetto di 'normalità'.

La norma e il valore della differenza

Secondo Asperger, è importante che gli adulti a contatto con i bambini autistici da lui descritti prestino attenzione alle loro specificità, a ciò che si distingue e si discosta dall'ordinario, anziché cercare di studiarli, analizzarli, osservarli o comprenderli basandosi su una norma, come spesso fanno i professionisti della salute (Capitolo I). E alla fine, è solo comprendendo le differenze che si può davvero capire ciò che è 'normale' (Capitolo III). Ci ricorda (Capitolo X), come molti altri autori e scienziati prima di lui, che tutti gli esseri umani, anche quelli che sembrano più brillanti, sono esseri complessi con contraddizioni e tensioni. Discute anche l'idea ben nota e dibattuta che il 'genio' sia legato alla 'follia' (entrambi i termini vanno, naturalmente, intesi in senso ampio). Secondo lui (Capitolo XII), ciò che si discosta dalla norma è patologico o malato, e come ho detto prima, sono in disaccordo con questa nozione. A mio parere, ciò che viene chiamato 'normale' è un costrutto uniforme, molto limitato e poco interessante, e integrare le differenze considerate non patologiche potrebbe arricchirlo notevolmente. Questo include riconoscere e mettere in luce le forze, le capacità e le competenze dei bambini da lui descritti.

Punti di forza e abilità degli "psicopatici autistici" di Asperger

Asperger sottolinea che questi bambini possono avere e sviluppare punti di forza, compensare e sovra-compensare (Capitolo I e VI), con le conseguenze ben note. Alcuni potrebbero persino essere capaci di eccezionali risultati intellettuali, e questo potrebbe essere spiegato da qualcosa scritto nella sua tesi del 1943 e ribadito in alcuni dei suoi testi, ossia che le "superiorità" sono legate alle "inferiorità," che "vantaggi" e "difficoltà" sono intrinsecamente collegati, si condizionano reciprocamente e sono indissolubili (Capitolo VI e XII). Pertanto, è impossibile trattare ed "eliminare" le "debolezze" e le difficoltà nella speranza di conservare solo i vantaggi e le qualità (Capitolo XII), perché tutto ciò forma un insieme coerente che è necessario accettare e sostenere in una società che ancora gli è ostile. Queste personalità non possono fare ciò che si aspetta da loro, sono naturalmente non conformiste, respingono l'autoritarismo ingiustificato, dimostrano profonda introspezione e interocezione, sono capaci di non cedere alla pressione sociale (anche se sono fortemente respinte per questo motivo), sono molto riflessive e osservatrici, sono altamente sensibili (diversamente dalla sensibilità tipica), possiedono un forte pensiero astratto (o pratico), spesso hanno abilità artistiche o scientifiche, un forte potenziale creativo, dinamismo e originalità, hanno una lingua altamente sviluppata (soprattutto in termini di vocabolario), interessi molto forti e abilità metacognitive molto sviluppate. Pertanto, il supporto non dovrebbe concentrarsi sulla riduzione di ciò che è considerato debolezza o difficoltà, ma piuttosto sull'integrazione socio-professionale e sulla prosperità delle persone con autismo. È importante anche capire che questo non implica necessariamente la ricerca di comunità predefinite in cui gli individui debbano abbandonare la propria personalità (e, a mio parere, questo è ciò che spesso crea problemi di integrazione e comprensione reciproca) e che spesso li respingono. Apprezzano la solitudine, ma ciò non significa che non desiderino relazioni (c'è una differenza tra "costruire una relazione" e "integrarsi in una comunità"). Inoltre, sono distaccati dal loro ambiente (che, credo, sia una delle caratteristiche chiave e specifiche dell'autismo descritte da Hans Asperger), ma ciò non implica che non vivano nella società e ne facciano parte; possono godersi le conversazioni (ma ciò non implica necessariamente che apprezzino le chiacchiere o vogliano impegnarsi in scambi superficiali).

La mia analisi e il mio punto di vista, un argomento su cui lavoro da diversi anni, è che ciò che viene definito "pensiero creativo" - o addirittura "abilità creative" - potrebbe essere la modalità di pensiero predefinita delle personalità autistica di Asperger e potrebbe manifestare visibilmente tutte le caratteristiche descritte da Hans Asperger. Ciò ci porta a riflettere su cosa sia veramente l'autismo, o piuttosto, le diverse concezioni di autismo.

Che cos'è l'autismo (davvero)?

Secondo me, le diverse concezioni attuali (non necessariamente esclusive tra loro) dell'autismo sono:

- **Una patologia o un disturbo** caratterizzato dalla diade di sintomi del Manuale Diagnostico e Statistico dei Disturbi Mentali (DSM), che si trova in numerosi sindromi genetiche o disturbi dello sviluppo, e che non è associato a nessuna forza, abilità o vantaggio (questa è la concezione prevalente e attuale, e in questo contesto, dibattiti sull'uso di termini come "disturbo," "patologia," o "malattia" - o altri - sono, secondo me, privi di fondamento poiché la concezione rimane la stessa). Questa è in particolare la prospettiva di Lorna Wing. Questa concezione supporta l'idea che l'autismo sia il risultato di problemi nello sviluppo (che portano alla diade di problemi del DSM) e non sarebbe un "neurotipo" distintivo, ovvero un cervello che funziona in modo diverso ed esiste al di fuori della diade. In questa concezione che rifiuta l'idea di una diversa cognizione, l'autismo può essere trattato e curato, e l'obiettivo rimane la ricerca di trattamenti e/o terapie, anche se spesso sentiamo nuove terminologie da parte di professionisti e ricercatori come "miglioramento della qualità della vita" per sviare questo fatto. Questa concezione si basa interamente sulla nozione di diagnosi attraverso l'osservazione clinica, poiché la diade del DSM è caratterizzata solo da un insieme di comportamenti.

- **Un modo di pensare** (Schröder - Capitolo X - lo definisce come la capacità di stare con gli altri, la percezione di ciò che una persona emette e irradia verso se stessa, permettendo l'interazione con loro, persino l'attaccamento con amore e lealtà) che è specifico, non necessariamente anormale, che completa lo stato di comunicazione con le persone, e la transizione tra questo stato precedente e lo stato di autismo avviene liberamente (anche se con difficoltà o disagio). Questa è in particolare la prospettiva di George Frankl.

- **Uno stato di coscienza** (Dittrich - 1980 - lo definisce come una deviazione marcata nell'esperienza soggettiva che altera il funzionamento psicologico di un individuo e provoca cambiamenti nell'umore, nell'autopercezione, nell'ambiente, nel tempo e nello spazio).

- **Un tipo di personalità** (che può essere definito come

252

"L'organizzazione dinamica all'interno di un individuo di tratti comuni, modelli di comportamento, valori, interessi, piani e motivazioni, comprensione di sé e visione del mondo, abilità e modelli emotivi che plasmano il comportamento e il pensiero caratteristici della persona. Tutti i sistemi dell'individuo che si sviluppano e interagiscono per creare caratteristiche uniche e condivise della persona," Matsumoto, 2009), persino una nuova dimensione della personalità (Wakabayashi et al., 2006), oltre a apertura, coscienziosità, estroversione, piacevolezza e nevroticismo (McCrae & Costa, 1990).

- **Un insieme di tratti e caratteristiche** presenti in tutti in misura variabile. Questa è in particolare la prospettiva di Plomin.

Inoltre, alcune persone ritengono che, alla luce di queste ultime due concezioni, l'autismo sia un'etichetta sociale ostracizzante e patologizzante applicata a individui che resistono al condizionamento sociale e alle identità collettive (Ludwig, 2022).

Hans Asperger spiega che "comportamenti autistici" possono essere riscontrati in numerose persone in diverse situazioni (disturbi neurologici, ansia, delusioni, sofferenza intensa, stati creativi, attività mentale spontanea...) e quindi, è possibile che tutti gli esseri umani possano manifestare comportamenti autistici (Capitolo XI), persino fin dalla prima infanzia (Capitolo II). Inoltre, egli crede che esistano gradi patologici di autismo (e il corollario sarebbe quindi che esistono anche gradi di autismo non patologici). Per questo motivo, secondo la sua opinione, un certo grado di autismo sarebbe quasi indispensabile per certi risultati scientifici o creativi di alto livello (Capitolo XIV), poiché questi coinvolgono creatività, originalità, innovazione, dinamismo (abilità che egli associa all'autismo). Pertanto, ritengo che la prospettiva autistica di Asperger corrisponda a una combinazione delle cinque diverse concezioni che ho elencato in precedenza. Tuttavia, rimango convinto che la prima proposizione sia la meno rilevante quando si discute dei bambini che ha descritto, e che lo spettro dell'autismo sia probabilmente la concezione autistica più distante da tutto ciò e la definizione meno appropriata con un insieme di elementi che si possono riscontrare in molte cose come l'ansia sociale, il burnout o persino la schizofrenia, senza necessariamente indicare un diverso neurotipo. Come fa notare Baron-Cohen (2017), nessuna definizione del termine "disturbo" è adeguata per descrivere l'autismo, e questo termine dovrebbe essere usato solo quando non c'è nulla di positivo nello stato della persona, o persino se, in caso di cambiamento ambientale, la persona rimane incapace di funzionare. Egli sottolinea quindi la rilevanza dell'uso della parola "differenza", poiché l'autismo porta a una differenza nel funzionamento, e gli individui autistici si sviluppano semplicemente in modo diverso (e talvolta anche meglio - non in termini di valore ma piuttosto di prestazione - motivo per cui anche l'uso del termine "disabilità" è inappropriato).

Pertanto, penso che a seconda delle prospettive, degli angoli di analisi e delle definizioni scelte, queste diverse concezioni siano difendibili, ma non descrivono necessariamente la stessa cosa. Inoltre, incoraggio anche i ricercatori a promuovere studi interculturali più approfonditi (al di fuori del quadro della concezione dello spettro autistico) sull'argomento per confrontare concezioni e rappresentazioni in tutto il mondo. Inoltre, non sembrerebbe incoerente differenziare i disturbi dello sviluppo e i disturbi delle funzioni esecutive (che portano alle caratteristiche della diade, simili al disturbo dello sviluppo intellettivo) dall'autismo e dal TDAH (che potrebbe valere la pena di rinominare), entrambi dei quali presentano "vantaggi" a differenza dei due disturbi precedenti.

Riferimenti

Baron-Cohen, S. (2017). Editorial Perspective: Neurodiversity—a revolutionary concept for autism and psychiatry. Journal of Child Psychology and Psychiatry, 58, 744-747. https://doi.org/10.1111/jcpp.12703

Blacher, J., Baker, B. L., & Moody, C. T. (2022). Autism Spectrum Disorder Versus Intellectual Disability. Differential Diagnosis of Autism Spectrum Disorder, 22-43. https://doi.org/10.1093/med-psych/9780197516881.003.0002

Dachez, J., & Caroline, M. (2016). La différence invisible. Delcourt, Dl.

Dittrich, A. (1998). The standardized psychometric assessment of altered states of consciousness (ASCs) in humans. Pharmacopsychiatry 31, 80–84. https://doi.org/10.1055/s-2007-979351

Fombonne, E. (2020). Camouflage and autism. Journal of Child Psychology and Psychiatry, 61(7), 735–738. https://doi.org/10.1111/jcpp.13296

Fountain, C., Winter, A. S., Cheslack-Postava, K., & Bearman, P. S. (2023). Developmental Trajectories of Autism. Pediatrics. https://doi.org/10.1542/peds.2022-058674

Jauk, E., Benedek, M., Dunst, B., & Neubauer, A. C. (2013). The relationship between intelligence and creativity: New support for the threshold hypothesis by means of empirical breakpoint detection. Intelligence, 41(4), 212–221. https://doi.org/10.1016/j.intell.2013.03.003

Ludwig, F. L. (2022). Why Deindividuation Resisters Are Ostracised - Autism as a Social Construct. http://franklludwig.com/deindividuationresisters.html

Matsumoto, D. (Ed.). (2009). The Cambridge dictionary of psychology. Cambridge University Press.

McCrae, R. R., & Costa, P. T., Jr. (1990). Personality in adulthood. Guilford Press.

Plomin, R. (2023). Les parents et l'école influent peu sur la réussite des enfants. L'Express. https://www.lexpress.fr/sciences-sante/robert-plomin-les-parents-et-lecole-influent-peu-sur-la-reussite-des-enfants-D2AB2XQ4DNAYRGFUDAWZTHY5OU/

Rebecchi, K. (2023a). Bambini autistici - Hans Asperger. Kindle Direct Publishing.

Rebecchi, K. (2023b). Bambini autistici - George Frankl. Kindle Direct Publishing.

Rebecchi, K. (2023c). Bambini autistici - Leo Kanner. Kindle Direct Publishing.

Rebecchi, K. (2023d). Bambini autistici - Lorna Wing. Kindle Direct Publishing.

Rebecchi, K. (2023e). Bambini autistici - Grunya Sukhareva. Kindle Direct Publishing.

Thurm, A., Farmer, C., Salzman, E., Lord, C., & Bishop, S. (2019). State of the Field: Differentiating Intellectual Disability From Autism Spectrum Disorder. Frontiers in psychiatry, 10, 526. https://doi.org/10.3389/fpsyt.2019.00526

Wakabayashi, A., Baron-Cohen, S., & Wheelwright, S. (2006). Are autistic traits an independent personality dimension? A study of the Autism-Spectrum Quotient (AQ) and the NEO-PI-R. Personality and Individual Differences, 41(5), 873–883. https://doi.org/10.1016/j.paid.2006.04.003

Wing, L., & Gould, J. (1979). Severe impairments of social interaction and associated abnormalities in children: Epidemiology and classification. Journal of Autism and Developmental Disorders, 9(1),

11–29. https://doi.org/10.1007/BF01531288

Wing L. (1981). Asperger's syndrome: a clinical account. Psychological medicine, 11(1), 115–129. https://doi.org/10.1017/s0033291700053332